未
A三DR
生活家

拥 抱 新 的 你

你需要了解的更年期的一切

MENOPAUSING

［英］达维娜·麦考尔
［英］娜奥米·波特 著

山山 译

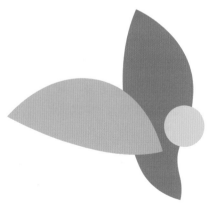

北京联合出版公司
Beijing United Publishing Co.,Ltd.

目录

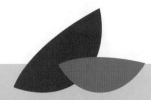

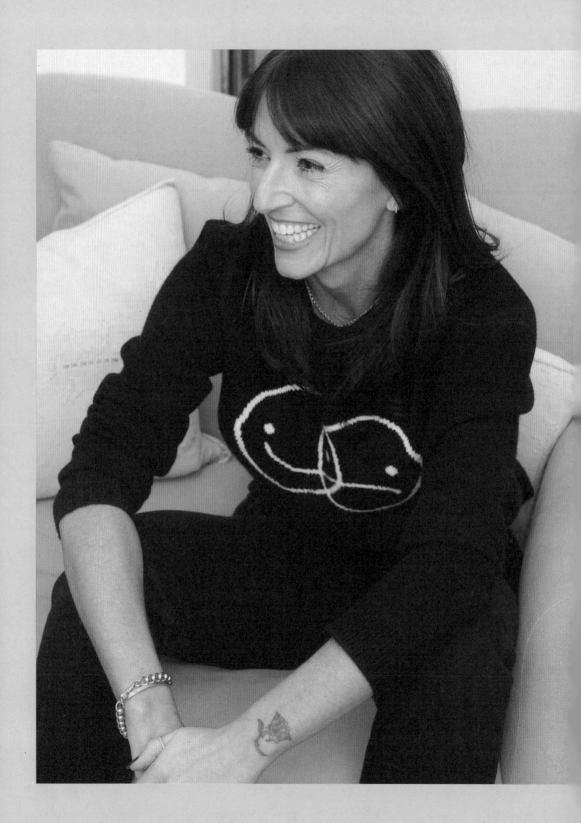

前言：
大伙儿，
这儿正在发生……
更年期 ^I

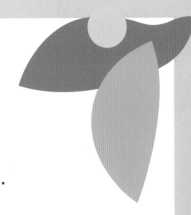

更年期不仅仅是一本书，还是一场运动，一次起义。

我不清楚你的情况，但它发生在我身上时非常蹊跷，因为我几乎可以精准确定自己围绝经期开始的那一刻。

它有些像一场大事件的发生，比如说戴安娜王妃之死或巴拉克·奥巴马（Barack Obama）成为美国总统：我记得自己身处何处、所为何事、衣着穿戴以及我的发型……关于那次运动的一切。

它开始的那一刻，我 45 岁。我能记住，是因为它太不寻常了。我能想出最贴切的形容——我也听到过别的女性以同样的方式形容它——我失去了自己的一部分。我发生了变化。我无法精准说出我是如何变化的，但我肯定改变了。我感觉不像自己。

回到 2012 年，我在布拉格拍摄卡尼尔（Garnier）的广告，与一位非常杰出的导演合作，他让我释放自己内心的野兽，自在地完成每一个动作。我记得与以往相比，我更不自在，也更笨拙，不禁疑惑原因何在。我在那里住了三个晚上，住在一家十分宜人的酒店。每晚上床时，床单可爱、挺括，而当我半夜醒来，床单却湿透了。脖子的褶皱里积了汗液，我会因为寒冷而哆嗦。一开始，我浑身燥热，接着汗流浃背，继而打寒战，然后就不得不起床换掉床单。

我觉得这件事非常可怕，难以忍受。流了很多汗，筋疲力尽后，我的整个身体变成了一粒西梅干。洗完澡后，我的腿变得非常干燥。皮肤也完全不同了，它看着有些皱巴

I 本书中的"更年期"泛指围绝经期+绝经期。

巴的，我不得不把保湿霜往身上倒。头发好像也发生了变化。一切似乎都发生在一夜之间。

有一部分的我在想，天哪，也许我生病了，也许发生了什么事，也许我乱套了，也许我没有好好吃东西，也许我感染了某种病毒？那时，我完全没有想到，出汗是围绝经期的症状。

但有趣的是，围绝经期症状来来回回，有点像我的月经。它似乎非常偶然。

我并不是每天夜里都会出汗，它只发生在每个月的特定时间。但其他事情——突然感觉衰老、弯腰穿袜子时发出呻吟声、身体的疲倦感以及情绪波动——更为持久。它感觉并不像经前期综合征（Premenstrual Syndrome，简称PMS），而像别的什么情况。我那时并不知道它是什么。

最严重的症状之一是阴道干涩，这是一种痛苦而可怕的症状——如此可怕，之后有一整章都奉献给它。小便后，我在擦拭时会感觉疼痛，因为没有天然润滑剂来缓解厕纸的摩擦……我说得太细了？请习惯它。整本书都将如此。

接踵而来的就是遗忘：手机落在了冰箱里，钥匙丢进了垃圾桶。一切到达了一种非常非常可怕的程度，我忘了一切。词汇、姓名、事件……一切！

我想最让我害怕的是，它对大脑的影响。我从事的工作要求我在不同的电视节目中扮演不同的角色，并在每一场表演中展现出不同的能量。当时，我参加了大量现场直播。我记得在一场直播中，我需要和选手们对话，偶尔看向他们时，我脑海里闪现的却是：我不记得你们的名字了。我问自己，他们叫什么名字？我不知道这是否能引起你们的共鸣，这并不像只需要跟随正常的神经线路去唤醒记忆，我在大脑里寻觅名字时，只有一片空白。我确实想不起任何线索。

我把脑雾归咎于睡眠不足。我想，好吧，我只是睡得不够，这是我不能好好思考的原因。回过头看，当时我在家里的表现，简直是不可理喻。我总是有些生气、易怒，有些迟缓，有些……我失去了对生活的挚爱。

随便吧。

我不能以"随便吧"来画上句号。事实上，那时的我也做不到用"随便吧"来草草了事。那是我人生相当长的一段时期，我希望自己当时能明白那些是什么症状。我希望当时与自己共事的人能够注意到。我希望自己在学校学过，当时就能明白即将面对的是什么。我希望有年长的女性和我分享她的亲身经历，那么当我自己经历这些时，可以有所警觉。

现在我们知道的新式激素替代疗法（Hormone Replacement Therapy，简称 HRT[I]，下文均使用简称）、经皮激素替代疗法（transdermal HRT，意味着它通过皮肤吸收）基本上是安全的，事实上，在很多方面——在本书中我会加以解释——对我们是有益的。我当时并不知道，所以我浪费了生命。去年，我与多位女性对话，其中有一位浪费了九年时间苦苦争取 HRT。九年！在她获得治疗四天后，世界又变得美好了。这是我们无法再容忍的情况。

我很高兴你在读这本书，非常开心它能出现在你家。我也非常高兴来你家做客的男男女女都会拿起它，读上几段。

读完之后，你可以把它放在洗手间的架子上，将它放在酒吧笑话书旁，确保任何一个想要翻阅它的人能拿到它。"我正要去快速翻看那本有关更年期的书，去看看这些症状是否······"不应该有人因为绝经或者围绝经期而失去自己的人生。不应该有。

即便一些优秀的女士先于我已经写了很多关于更年期的书籍，即便关于这个话题已经制作了很多节目，即便许多女士在无数电视节目上已经谈论过此话题，它仍是我们的知识盲区，我们对此知之甚少。而它**肯定会发生在英国 51% 的人口身上**。这简直是疯了。

与更年期症状搏斗时，我参与了大量的现场直播，其中一场让我记忆尤为深刻。我不仅忘记了明星的名字，还搞砸了台词。我的视力发生了一些蹊跷的情况：我无法像之前那样流畅地阅读提词器，我感觉提词器不像以前那样清晰，台词向前滚动时，有些模糊。在录制的电视节目中犯错是一回事，而在现场直播时，你或许可以偶尔在模糊处一笑而过或说个笑话，但你不能状况频出。

I 该疗法在各国的更年期指南中用词并不一致，但含义相同。我国医学界采用的名词是绝经激素治疗（menopausal hormone therapy，MHT）。本书脚注如无特殊说明，均为编者注。

后来，有位可爱的女士来化妆间找我——她现在仍在ITV（独立电视台）工作，是个很好的人——她问："你还好吗？"我答道："当然，当然，我很好，不要为我担心，我没有问题。"她说："哦，那就好，我就想确认一下，你刚才有些不太一样，好像在跟台词较劲，我想看看你是不是没事儿。"我回复："没问题，没问题，对不起。我明天就好了。"

接着，她离开了房间，而我号啕大哭。我感到极度悲伤、极端羞愧，我也害怕自己可能会失去工作，害怕她不再用我，而我会搞砸一件通常来说毫不费力的事情也让我尴尬万分。我对自己非常生气，我犯了之前从未犯过的错误。所以我因为同时感受到愤怒、悲伤和恐惧而痛哭起来，我坐在椅子上，心想，*发生什么了？*

即便那时，我也没有用谷歌去寻找答案，也没有想过根据现有的信息推测。

我和表妹聊了聊，她和我年龄差不多，她说："你有没有想过，这也许是更年期？"而我的反应是，没有，我从未这样想过。她说："对，我也正在经历类似的情况，我想这就是更年期。"或者说，围绝经期，但那时我们并不知道自己谈论的是什么——基本上它很像更年期，据我所知。

两年后，因为担心自己得了阿尔茨海默病，我开始看医生。"你得的不是阿尔茨海默，假如你是，来找我看病和问情况的不应该是你，而是你的家人。"医生说，"你可能是认知超载，心力交瘁。你有太多事情要做，有三个小孩，还有一大堆工作。"

这的确让我感受好一些，但我仍在想，*天哪，我感到头昏脑涨。*通常情况下，我都*会全力投入。而那时，我觉得自己最多只能火力半开。*

我曾有过这样的时刻，坐在车里，朝孩子们大喊，努力把他们弄进车里，把他们三个一起送到学校去。在他们还小的时猴，我会把闹钟往前调半个小时，来避免成为一名咆哮妈妈。而这次，无论闹钟调得多靠前都不管用了，我记得有一天我坐在车里，对他们说："听我说，对不起。"我把头靠在方向盘上，低声啜泣。我说："这不是妈妈自己，我不知道发生了什么，但我非常抱歉，我们上学去吧。"一路上，我假装自己很开心。

2014年，我参加了公益组织的体育救

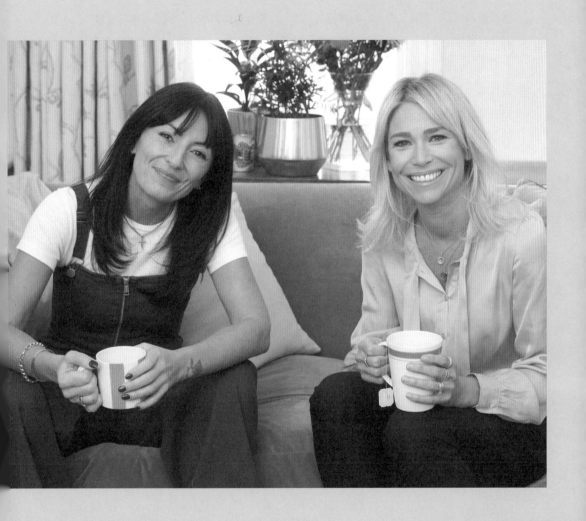

济挑战（Sport Reliefchallenge），那简直太疯狂了。五百英里[1]，从爱丁堡到伦敦。挑战的第一天，要骑几个小时的自行车，这时我的月经开始了。我不知道自己的月经何时会来，也不知道它会持续多久，此时，是各种混乱无序。我塞了一根卫生棉条。（不好意思，如果这里分享得太多……）第一天，雨中骑行 130 英里，卫生棉条的线头不断摩擦，使我的阴唇起疱。这个水疱特别大，而我在接下来的七天里，都不得不穿着潮湿的骑行短裤骑车——接着是跑马拉松！还不止这样，有一周的时间，我想是因为筋疲力尽，我每隔一天的夜晚都会盗汗，几乎无法睡觉。我完全崩溃了。我是说，到达了新的崩溃程度。天气要命，我来月经了，我处于围绝经期。

I   1英里≈1.61千米

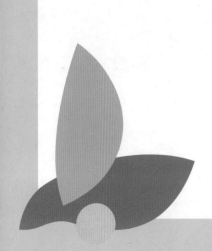

我 的 S O S 时 刻

最后，我去看了医生。

我之前和全科医生交流过，他太可爱了，他说我这个年纪还没有到围绝经期，我们来静观其变。

而一切进展并不顺利。

我曾经历过一些人生中的艰难时刻。我是一个恢复正常的瘾君子。我有三十年滴酒未沾。这不会打倒我，是不是？

我是一个想当嬉皮士的人。在没有止疼药的情况下，我在家里生了三个孩子……我尝试了催眠分娩……当遇到疼痛或者其他艰难的时刻，我以自己的蛮横能扛为荣。头疼时，我不喜欢吃非处方药物，我很坚定不会因此而求医。我告诉自己，我会加强锻炼，服用一些草药（比如黑升麻，有人知道吗），喝一些草药茶。我的橱柜就像一个健康食品商店。但一切都不奏效，我感觉比以往任何时刻都糟糕。我觉得自己很失败。

我越来越绝望：那时，如果有人告诉我在特拉法加广场中央单脚跳三个小时可以缓解一些症状，我也会非常乐意去做。

听我说，我非常欣赏英国国家医疗服务体系（National Health Service，下文简称 NHS），它总是我第一个求助的对象，而此外我也非常幸运，能拥有一些私人的求助方式，在需要的时候。那时，我非常担心自己的健康状况，所以我预约了私人医生。写下这一点让我很不自在，因为我知道很多读者都不具备这个条件，这也是我希望本书能做到的，用工具武装你们自己，帮你们从NHS 得到所需要的帮助。

我去看了一位私人医生，他说："我认为这是围绝经期症状，我把你推荐给妇科医生。"后来，我就去看了妇科医生。

不管怎样，妇科医生听我说了一遍症状，看了我一眼，确定我是围绝经期。天哪！！！解脱了！我泪流满面，所以我没疯？他太好了。他是第一个向我介绍 HRT 的健康专家，但因为我脑海中盘旋着 21 世纪早期那些把 HRT 和乳腺癌联系在一起的大标题，一开始我断然拒绝了。

他说："这是围绝经期，我会给你用雌激素贴剂，能通过皮肤吸收产生效果。"我说："我不想用它们，我可不想得乳腺癌。"他解释说："它们和之前已经**不一样**了。"

我和他聊了一会儿，哭了一会儿，然后感觉到，其实我可以做任何事情——任何事情——让自己不再有这种感受。我甚至不在意那些略微增加的风险是什么。事实上，现在对这些风险有了更多了解之后，我发现自己做对了。因为在当时的处境下，想想我的人生，想想我所失去的，相较这些小小的额外风险，这个决定对我而言是值得的。

我的妇科医生做了一件事情，事实上这件事应该发生在每一位女性身上，无论你看的是公立医院的本地医生，还是私人医生：他在聆听我的倾诉。他让我坐下，了解我的生活方式、用药史，一步一步地，他让我明白采用 HRT 的所有个人收益以及潜在风险。他完全改变了一切。我希望全科医生也能有更长的出诊时间。

我知道更年期是由激素水平变化引起的，但那一次就诊让我看到了故事的另一面。你瞧，更年期不仅仅是激素下降造成的短期影响——潮热、脑雾、情绪波动——它还带来长期风险。比如骨质疏松、心脏病，也有更多的证据证明 HRT 可以防止阿尔茨海默病。这些都非常重要，在后续章节中，我们将进行更多的探索。

医生还告诉我，为了能够使用经皮激素补充贴剂（我把它贴在臀部），我还需要服用孕酮，另一种激素。一开始他让我吃药，但吃药让我恶心，过了一阵子，我又去找了医生，问他我是否可以用曼月乐环。有趣的是，很早之前我就用过曼月乐环，但我不太适应。而事实上，我想并不是我不适应它，而是我那时可能处于围绝经期，当我用它来抵消贴剂中的雌激素时，效果非常好。从那之后，我就一直戴曼月乐环——每五年换一次。对我来说，它非常好用。

有趣的是，开始使用 HRT 后的几天，我真的感觉到快乐回到了我的生活中。47 岁时，我感到自己回到了多年未曾有过的状态里。我好多了。我又能大笑了，又能和孩子们互动了。我感到精神饱满，感到自己想要动起来。清晨起床时，似乎过去的二十年并未流逝。我的关节不疼了，盗汗也不见了。体验了 HRT 后，我才意识到之前在很多方面，我都感觉不对劲。突然之间，就像，"啊，我原先真的不对劲"。它以一种微妙的方式让我体会过去，而我之前未曾意识到自己对此有需要。

随之而来的是黑暗的欺骗期，之后的几年里，我试图向每一个人假装自己没有在使用 HRT。假装自己一直如此生气勃勃、精力充沛。我身上这种新发现的凝聚感、能量和专注力，以及阅读提词器的能力，只是因为我在 47 岁时仍感觉良好！我向朋友们撒谎——我有一些深爱和尊敬的好朋友，她们相信顺势疗法和自然疗法，因此，我尤其羞于向她们承认，我开始采用 HRT。我感到，在某些方面，作为女性的我是失败的，我很软弱。为何其他人都像勇士一样，而我却做不到？

因此，我保守着秘密。我不仅守口如瓶，还撒了谎。假如有人问我"你在使用 HRT 吗？"我会说"没有"。如果有人突然出现，说她们感到自己在经历围绝经期，我会悄悄地小声说："你有没有和任何人聊起过 HRT？"那时，我甚至不会建议对方去看全科医生，因为我以为全科医生无法开出 HRT 的处方。它的名声太差，甚至是在医学界，所以那些年，我以为只有私人医生才能开出处方，而余生你都需要为此买单。事实上，这种不公平令人作呕。

所以，我会向朋友们撒谎。我开始了作为 HRT 使用者的秘密生活。用了睾酮后，我身上产生了巨大的变化。睾酮真是令人赞叹！采用了一阵子 HRT 后，我又去了妇科医生那里并告诉他："我仍觉得有些呆滞，好像精力不足，注意力不那么集中。"医生回答道："好，那么我们来测一下你的睾酮水平。"之后他告诉我："你的睾酮水平有些低，我们给你增加一些，看看情况怎么样？"

睾酮在体内需要较长的时间才能发挥作用，因此身体情况需要一段时间才能改善。因为每天增加的睾酮量极为有限；这不像我在增加雌激素时那样，会有一个"大惊喜"时刻。睾酮用量有限额，而你对它的使用必须在限额内。我的使用量与我的年龄相符。它真的让人觉得——这完全不是陈词滥调——它是拼图的最后一块。我管它叫：HRT 拼图的最后一块。这是一种仍然难以得到的激素，出于某种原因，会笼罩在羞耻感中。本书后面会讨论这个话题……

所以，这本书记录的是我迄今为止的旅程。三年前，我开始向朋友坦诚，她们对我非常友善。我想当时她们是担忧的，她们可能觉得我在冒不必要的险。但那时，我感觉棒极了，我不会让任何人说服我放弃 HRT。

对于那些使用了 HRT，但又不得不终止的人，我的心与你们同在。我真的非常同情你们。在本书中，我们将会讨论很多方式，用来干预更年期对你的影响——自然的方法。所以，即便没有 HRT，也有别的控制症状的方法，我们稍后会谈论。如果有人试图说服我现在就放弃 HRT，我想我很可能会生气，我会永久地捍卫它，原因很简单，它改变了我的人生。

有一些正在读这本书的读者或许能活到 100 岁。而以前，我们活不到 50 岁，活不到阴道干涩、皮肤干燥、骨头疼痛、眼睛和肌肉发酸、大脑有电击感和衰竭的时候。我们很可能在此之前就离开这个世界了。但我们不可能在没有处理好激素的情况下，再过五十年满意的生活。要记住，我们并没有滥用这些激素以某种方式成为健美运动员或超人；我们只是在补充自己失去的激素，仅此而已。这是激素补充，并非摄取额外的激素。

这点非常重要。

我们谈论得越多，这件事的羞耻感就越少。我希望重塑社会看待 HRT 的眼光。我相信，在未来，女性年满 45 岁时，都能有一次就诊的机会，被询问"你想聊一聊更年期吗？"如果有一位女性，不管出于什么理由，不愿意采用 HRT，她也无须被迫。但假如是为了节俭 NHS 经费——用以治疗骨质疏松、心脏病，或为了照顾潜在的痴呆患者——那让一名女性获得 HRT，并且让她尽早在围绝经期得到治疗，会有诸多健康上的益处。

我觉得，我们需要重塑看待这件事情的方式。一年高质量的 HRT 费用还不到一次髋关节置换手术费用的百分之一！更不用说骨质疏松症造成的所有骨折和医院就诊了。在疾病发生之前就阻止它，是更有意义的。

因此，我写了这本书。我的确问过自己："我真的需要把信息带给更多的女性吗？关于这个话题，出版的书籍还不够多吗？市场是否已经饱和？"关于第一个问题，我问得越多，我越想大声喊出答案："是的。是的，是的，是的！"我每晚仍出现在社交媒体上，被问诸如此类的问题："HRT 是否推迟了我的绝经？当我停止 HRT，是不是就会绝经？"不，未必这样，你也没必要停止 HRT。而这是我们都需要知道的事情。我想要出一本用起来很简便，读起来通俗易懂的书。

我们邀请了与我合作的娜奥米·波特

（Naomi Potter）医生来阐述所有科学内容和事实，因为显然我不是医生。我将书写更年期女性的经历，尤其是，我们所有人应该如何度过人生的下一阶段，从而过上最有可能的充实且幸福的人生。

娜 奥 米 · 波 特 医 生 的 观 点

达维娜起初对症状的反应——她的困惑以及尴尬——会让很多女性感同身受。

作为女性，当我们第一次来月经时，我们会被告知将发生什么。怀孕是个公开话题，在人生的这一阶段，女性的确会得到很多支持。而对于围绝经期（通往绝经的阶段，症状开始于此时）以及绝经本身，显然缺少支持和开放性，很多女性只能自己管自己。

我见过很多人，她们的人生被过山车一般的症状影响着。她们并不知道未来几个月，甚至是几年时间里，迎接她们的是什么。即便她们略知皮毛，明白可能是更年

期的原因，她们也只是想要"过去"。

我会督促所有女性在同样的处境下，去做达维娜所做的事情：保持对外交流。即便一开始被忽视，她会继续寻求别的观点。

在本书中，我会收入有用的信息，以及关键事实。这些信息将显示在粉色板块中（比如此处），以便于使用。

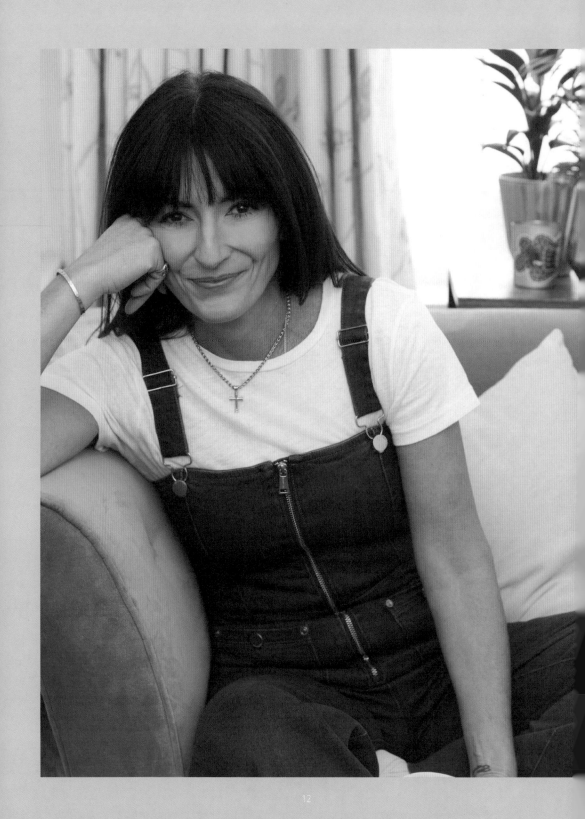

我 的 更 年 期 使 命

几年前，我开始更开放地讨论更年期这个话题。很久以来，我一直明白使用 HRT 的风险，但我经历的探讨完全改变了我看待它的方式。我想，我要让这些信息被关注到。我可以用自己的影响力做好事，让女性知晓自己的选择。

这很快成了我人生的功课，我每晚花几小时在社交媒体上，向我不认识的女性发送文章、信息，或引导她们访问一些可以帮助她们的网站。但我总觉得，我一次只能帮助一位女性……我需要做更多的事情，我想要接触到更多的女性，这是我写本书的全部理由。

以下是我在社交媒体上收到的一些信息：

· · · · · · · · · · · · ·

"我处于激素变化的早期，我真的不喜欢自己的生活……我很幸运拥有一位非常棒的伴侣，但我厌恶自己身体发生的变化。这种变化让我惊恐万分。"

"我的医生需要尽快被培训。我真的很挣扎，他们想让我尝试其他治疗方法。"

. . . .

"我和医生电话讨论尝试 HRT。她想让我服用抗抑郁药。我没有抑郁！！！"

以上三条评论很好地概括了更年期的三个大问题。

1.态度问题

作为一个社会，我们一直把更年期这个话题藏到地毯下，回想维多利亚时期，女性的寿命非常短，绝经之后，女性就没几年可活了。

而现在，英国女性绝经的平均年龄是51岁，而女性的平均寿命是83岁。83岁！做一做算术。在绝经之后，我们还有几十年的寿命，而不以为然的忽视态度已经世代相传了很久。

还记得你的祖母，甚至你的母亲是如何对待更年期的吗？不记得？确实，她们很可能从未向你或任何人提及。因为那种羞耻感在作祟。

这种遮遮掩掩延续至今，这意味着很多女性需要靠猜测和大量的谷歌搜索来了解这些症状，然后把零散的线索拼凑起来，才能想到是更年期作祟。

一位名叫西沃恩（Siobhan）的女士，花了好几个月也没有意识到自己处于围绝经期，她形容得很贴切："我知道这听起来很疯狂，作为一名健康专业人士，我并不知道自己的身体发生了什么，我们对它谈论得不够。"

2. 缺少适当的更年期知识培训

本书中的很多事例会提及"我的医生拒绝"或者"我的医生不会 / 不能"。很多分享经验的人都说到了自己在获得认可和治疗时所经历的波折，光是这些内容，就占了近半本书的篇幅。而正在阅读本书的你很可能有相同的经历。

现在，令我感到生气的并不是医生——这并不是他们的错（有很多优秀的、有见识的医生）——令我非常、非常挫败的是我们向之求助的专家所受的糟糕培训。对全科医生或妇产科医生来说，更年期知识都不是标准培训中的一部分。

所以这样的状况也就不足为奇了：女性带着诸多症状和一堆问题想向全科医生求助，却经常无法得到想要的帮助。

是时候给更年期羞耻感和这些可怕的错误信息画上终止符。

我们可以信赖谁呢？谁拥有正确的信息？我们又该如何获得？

3. 关于HRT的谬误和错误信息

我先承认吧，我是 HRT 的忠实粉丝。它改善了我的症状，让我的生活更有质量。现在，它也在保护我未来的身体健康。

那么，为什么对使用 HRT 这件事，我要撒谎呢？因为它背负着一种污名，而这个污名从二十多年前就开始了。这也解释了，为什么只有十分之一可以从 HRT 中受益的女性采用了它。[1]

问题症结在于妇女健康提倡协会（Women's Health Initiative，简称 WHI）发布的数据，这是一项早在 2002 年就开始的研究，以及该数据发布后的破坏性头条新闻。这项针对美国女性以及 HRT 的研究声称 HRT 增加了乳腺癌、心脏病以及中风的风险。但在对数据的重新分析中发现，参与研究的女性平均年龄是 63 岁（记住，绝经的平均年龄是 51 岁）。后果如此严重，以至于女性几乎是把 HRT 直接冲进马桶里，采用 HRT 的女性人数跌至谷底。

令人伤心的是，负面报道一直在持续，直到现在，很多女性仍然难以从医生那里获得 HRT，即便它已经成为更年期治疗的金标准。

总体上说，英国的女性没有被社会和科学善待，很多人觉得自己无处求助。她们对自己的健康、未来和精神状态做了大量生命攸关的判断，却不掌握全部事实。

这需要改变！而我，和一群了不起的女性一起，肩负着让这种改变发生的使命。

2021年，我的纪录片《性、谬误和更年期》（*Sex, Myths and the Menopause*）在第四频道播出，它揭露了更年期的各种错误信息，审视了 HRT 的科学性和人们的担忧。随后的日子里，一些出乎意料和令人惊叹的事情发生了。我从未制作过一档节目，让如此多的观众想在马路上拦住我，和我聊聊这部纪录片。即便是《老大哥》（*Big Brother*）播出时，也没有出现过这样的情况，我的意思是无论我走到哪里，都是如此。遛狗时，在超市里，或仅仅走在街上。有些女性泪流满面，与我分享令她们感到被忽视、被边缘化以及被可怜的经历。男人女人都来告诉我，他（她）们很爱和伴侣一起观看这部片子，它令他们更了解自己所爱之人在经历什么。它是无与伦比的、令人无法抗拒的。

这些遭遇和我收到的信息经常让我感动得流泪，因为这部纪录片非常个人化。正是这些时刻点燃了我心中的火焰！这不仅仅是一本书，更是一项使命，**一次起义**。

我 找 到 你 了

也许，你正处于地狱般的潮热带来的痛苦中，也许你购买本书是为了投资未来。**不管你是如何接触到这本书的，都可以把它当作你的更年期圣经。本书谈论事实、数据、研究、症状、性、情感关系、职业建议，以及大量对错误观念的纠正。**

我会在这里握住你的手，带你了解所需要知道的一切。

我并不是医学专家，但我组织了一个不可思议的专家团队，由娜奥米医生带领，她是英国更年期协会认证的妇科内分泌专家，能确保本书给出的建议是切实可行的，并基于最新的科学研究。

阴道干涩？没有性欲？脱发？想知道是否能在 60 多岁时开始第一次 HRT？本书包含以上所有内容——并且远远不止这些。

正如我之前所说，于我而言，最重要的是**每一位女性都能透过这本书看到自己。**我想感谢每一位愿意分享自己更年期故事的伟大女性。

我们会欢笑、我们会哭泣、我们会生气，我们将展现更多的笑容，但更重要的是，我们会一起找到答案。我希望每一位看这本书的女士、男士、伴侣、朋友和同事都能抓住真正改变的时刻。

让我们一起努力

如何从本书中获得最关键的信息，并开启更年期运动，我的建议是以下三步。

1.获得信息

为了你自己和你的健康，你需要尽可能地获取全面的信息。关于更年期的各种噪声和错误信息满天飞，所以我会呈现关键事实。更年期的症状、最新的治疗方式、收益及风险——你会在本书中找到所有信息。

2.说出来

你无须"咬牙坚持"以及忍受影响你的人生、健康和幸福的更年期症状。现在，你拥有充足的信息，也被赋予了力量。在知识的加持下，为你的健康和未来做出正确的选择——假如你遇到了阻碍，它们也会给你提供后盾。

3.成为盟友

更年期不仅仅是一本书，它还是一场运动。运动最核心的部分是开诚布公的对话：与朋友交流，与家人、同事交流，活跃在推特上，澄清一些错误观念，以及向煎熬中的女性提供帮助。我们需要分享，我们要畅所欲言，以及倾听。如果你是一位健康专家或者管理人员，请把这本书带到你上班的地方，把它传给你的同事们看。你无须处于更年期，也不需要是一位女性。这是每一个人都应该知道的事实和故事。

我们拥有答案

女士们，我们需要勇敢地走出去，活出最好的自己，这样下一代女性就无须像我们过去或现在这样害怕更年期。我们要让她们看到，我们不会枯萎和消失，而是繁花盛开、枝繁叶茂。如果你现在还不是这样的话，请阅读这本书。

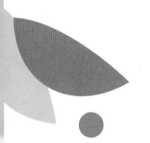

最重要的是，别忘了：

我爱你。

一切都会好起来。

我懂你。

有我在，不用怕。

给这一页做个标记——或者，最好是把这一页撕下来，贴在你的冰箱上，或拍照存在你的手机里。每天提醒自己，当你信心动摇时，当事情千头万绪时：我们在一起，我们拥有答案。准备好了吗？让我们一起探索更年期。

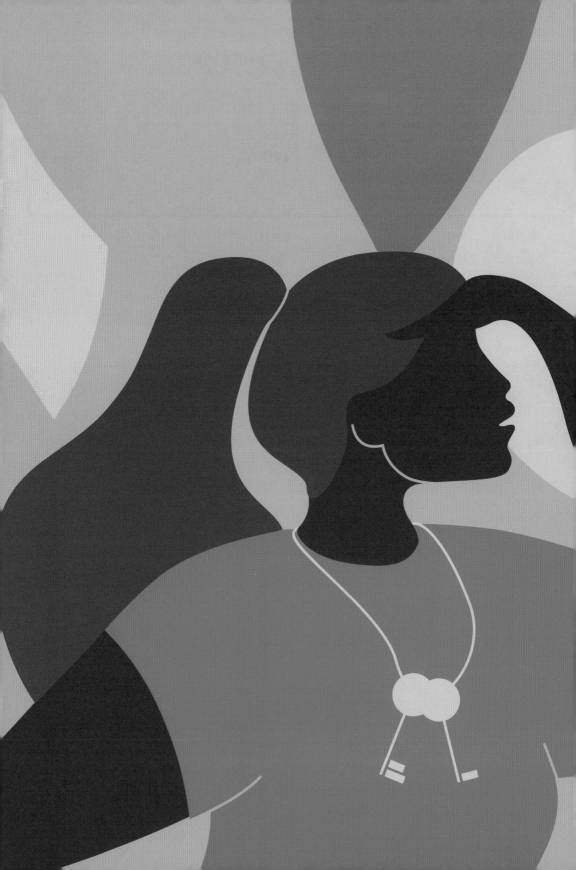

第 1 章

见鬼，
我的钥匙呢？

现在，
1300 万名英国女性
正在经历围绝经期
或绝经。

当我最早有围绝经期的症状时，我经历了未曾有过的孤独。我不知所措，不知道该向谁求助，或向谁倾诉。假如现在你正在阅读这本书，那么，我希望作为刚开始经历这一切的人，你会少一些孤独感，因为我们在一起。在书的最后，我会向你提供大量资源和可以在社交媒体上关注的一些很棒的人，她们是了不起的更年期勇士。为了女性群体，她们做了令人惊叹的事情。这里有一个令人难以置信的女性群体，她们提供支持、建议和暖心的社区意识。

我觉得，不仅是我在写这本书，这还是我学到的所有东西、我遇到的所有人、我经历过的一切的集合，或者说是我所读到的你们的经历，它们一起出现在书页中。

我们都在疲于应付各种任务——事业、家庭、孩子、狗、猫以及一切的一切。我听说，有 20 多岁的女孩在应付提前绝经的症状，我听说跨性别男性、非二元性别的朋友们以及患有癌症的女士，不知道适合自己的正确的更年期治疗方式是什么。这就是为什么我真的觉得，每一位拿起这本书的女性都应该能在书页间看到自己。我只想补充一下——当我在本书中提到"女性"时，我指的是每一位经历更年期的人。我们携手同行，希望

这段经历能更积极正面。

我想要模仿在社交媒体上感受到的令人称奇的社群感。因此，我觉得应该在我所有的社交媒体账号上呐喊，请所有的年轻和年长女性、跨性别男性——任何人和每个人——都来分享自己的故事。天哪。你们太好了。反馈令人难以置信。24 小时内，成千上万的人分享了自己沮丧、疲惫、生气以及满怀希望的故事。

阅读你们的故事让人沮丧，也令人生气。对于一些人的遭遇，我想我从未如此愤怒过。有些故事很有趣，而有些令人心碎，但你们都是强悍的女性，正努力理顺这一段被我的祖母称为"改变"的时光。事实上，我逐渐地开始喜欢上了这个名字，但我想关于它，我最心仪的表达是"第二春"。

但是，我们需要跋山涉水，才能达到"第二春"，而这正是我想帮助你们的地方。

我感到，与你们分享这些故事非常重要，因为我希望每个人都能在本书中照见自己的一部分。假如你有些迷茫，假如在困惑自己是绝经还是围绝经期，我真的想要你拿起这本书，读一读，心想"哦，我想这就是我"。

所以，我只想对每一位给予反馈的人速速说一句："非常、非常、非常、非常、非常感谢你们。"你们都太棒了，最重要的是，你们的声音被听到了。你们的故事、你们的问题以及你们的经验，我认为是这本书的心脏。

"关节酸痛、腿疼、皮肤干燥 、发丝干枯、头疼、发痒……清单无穷无尽。"——莎伦

天哪！从哪里开始呢。几年前——当我第一次开始潮热的时候，回想起来那是进入了围绝经期——我以为"我清楚情况，这并不困难"。我错得有多离谱？

很多时候，我甚至不知道自己是谁……潮热——尽管它们糟糕透顶——却是整个经过中最轻松的了。脑雾，对，更确切地说，是完全的脑糊。我无法思考，无法好好说话，无法处理任何事情！！我真的觉得自己像个白痴，我好像完全宕机了。我一直是如此敏锐、如此思维敏捷、如此能言善辩，而现在我甚至需要努力写下最简单的信息，才能确保不丧失理解能力。（谢天谢地，有拼写检查！）

我的孩子们非常沮丧，但相信我，没人比我更沮丧。我听不清楚——因为耳鸣和视觉眩晕（感觉像刚在露天广场跳完华尔兹）。

我努力解读那些别人对我说的话，还常常需要花一段时间才能给对方反馈。对方常以为我在忽视他们，其实我是没反应过来！！！

疲劳。我的天哪，我全身每一处都如此疲倦，而我过去三年服用的抗抑郁药物使我的解离症更为严重（我现在才意识到）！！我正在慢慢戒掉对药物的依赖。"你好呀，莎伦，你似乎快回来了。"

更别提身体的变化了：腹部长出肥肉、关节酸痛、腿疼、皮肤干燥、发丝干枯、头疼、发痒……清单无穷无尽。

如果我几年前就了解这些，可能会去一家专业机构。然而，我只是比多数人去看了更多的 NHS 专家——我照着清单检查了所有可能的原因。大部分检查都令人不舒服，

有时还有些吓人。每完成一项检查，而原因仍无处可寻时，会让我感到每一种症状都是我自己想象出来的。

与此同时，莎伦——这个强悍、闪亮、社牛、成功的莎伦——在不断枯萎，想在人群中躲藏起来，一直感到绝望。

但最终，我的全科医生看出了一些端倪。

也许是我的年龄？也许是更年期？我们可以想想哪些对我有用。

这是对我有帮助的五件事情：

#1 帮助我止血的宫内节育器；
#2 激素替代疗法（HRT）；
#3 减少及停止使用抗抑郁药；
#4 运动；
#5 你，达维娜！献上我的吻。

不，莎伦，是你自己完成了这些。你坚持不懈，得到了所需要的帮助。我很抱歉，我真的很抱歉，我很气愤你需要花费这么长的时间。

爱你，莎伦。

"我只想再次感受到自己是完整的。"——夏洛特

这很可能开始于一年前。我 46 岁，而有时我感觉自己有 106 岁。我看着很憔悴，精力不济，焦虑让我开始伤害自己。

我曾经是自信和充满创造力的……而我现在很容易分心、注意力不集中……我的月经现在很可能是每四个月一次，充满了痛苦。

我只想再次感受到自己是完整的。

夏洛特的故事令人心痛。它很简短，但对她的感受，我想我们都能感同身受。我们都有这个愿望：我只想再次感受到自己是完整的。感谢你与我们分享，夏洛特。

25

"家人们需要理解，围绝经期不是我们选择的。"
——萨兹

我 42 岁时，每天早晨都在深深的焦虑感中醒来，它伴随着我，直到我在夜里入睡。我充满了恐惧，也不再是那个我想成为的人。

我的全科医生认为我过于疲劳，应该更多地坐下休息。但我有一份全职工作，有两个孩子要养育，整天忙忙叨叨，抽出时间休息在我的日常作息表上并不占据主要位置！我知道，我不止是疲惫。但又有谁会听？能向谁求助呢？

我的身体在疼，头在疼，心也在疼，我与先生和孩子的关系也因此受到影响，但我努力坚忍，继续前行。而在内心深处，我只想蜷缩成一个球，偷偷哭，从世界上消失。这些感受不会自行消散，反而日渐严重。为什么我无法集中注意力，为什么我会抱怨，为什么当我忙碌时关节会疼，为什么我无法入睡？如此多无法回答的问题。

经历了三年从里到外的痛苦后，医生同意让我接受 HRT，不到十天我就变成了一个完全不同的萨兹。喜爱娱乐、喜欢会友、喜欢玩耍、总是大笑和欢呼的萨兹又回来了，

更重要的是，我又有时间陪伴家人了，我错过甚至忽视他们太久了。我默默承受了很久。回看照片时，我感到悲伤，看到自己茫然、眼神中没有光彩的样子，我觉得自己错过了生命中的三年时光。

我很幸运住在海边。有时间的时候能去海里游泳。我不希望任何一位女性经历我曾经的苦痛。现在我可以公开谈论这段经历，这样其他女性就能看到，一段动荡不安的时光是有望被阻止的。我的家人觉得我有些暴躁和悲伤，但家人们需要理解，围绝经期不是我们选择的。

现在我 48 岁了，我只希望自己能更早地获得支持和帮助，无须在沉默中忍受如此之久。如今我比以往更爱笑，喜欢拥抱家人，我仍然离大海很近，以防我有发疯的时刻！！！

萨兹，非常感谢你的故事。你提到翻看照片时，记起当时自己在拍照时茫然、空虚和空洞的感受，我真的很有认同感。我是说，在有些照片中，我假装很开心，而我几乎可

以看出自己是在假装。对我们的家人而言，这是一件艰难的事情，因为他们对此一无所知。事实上，他们能阅读本书也非常重要——他们甚至无须读完整本书，只需要看看其中的一些故事——这真的可以帮助他们理解，

我们不只是容易生气和悲伤，我们还在经历极度痛苦的时刻，而理解具有令人难以置信的力量。我很抱歉你没有更早地获得支持和帮助，但你的故事可以帮助其他女性更早地获得她们所需要的。

"我想找回从前的我。"——戴安

我曾经精力充沛，到了50岁的节骨眼上，围绝经期突然像一列火车一样迎面冲向我。最初，我的视力开始退化，出现闪光症和飞蚊症。当然，一开始，我没有意识到这是更年期。接着，我开始很严重地冒汗——早晨、中午和晚上——还出现心悸、发麻和关节疼痛。

我身上发生了太多问题，于是我去看了医生，他说我很可能只是要进入更年期了。好像这没有什么大不了的！！！他很快给我开了抗抑郁药；谢天谢地，我从来都不需要这些，所以我跟他说"但是我没有抑郁"。

第二周，我预约了一位女医生，她更善解人意。她让我验血，检查了我的体重和血压。她让我知道，我有不同的选择。因为我母亲有乳腺癌，所以我对于进行HRT有些犹豫。但我愿意尝试任何事情，因为那时我

真的感到崩溃。我想找回从前的我。

现在我接受HRT已经有两年了。有时，我仍感觉一团糟，但相比之前，已经改善了50%至60%。我权衡了一下风险，仍觉得我需要尝试HRT，因为（没有它）我的生活已毫无质量可言。

我现在应付得还不错。我获得了一份新的工作，又回来面对这个世界了，就像之前的我。

戴安，非常谢谢你能分享自己的经历。这么多女性在非常可能处于围绝经期的年龄，很明显出现了更年期症状，却被建议服用抗抑郁药，这太可怕了。我很高兴你得到了所需要的帮助。你的故事是如此重要，因为很多女性会与之产生共鸣。感谢你的分享。

"似乎更年期不会发生在有色人种女性身上。"
——扎赫拉

我是一名生活在英国的穆斯林女性，正处于更年期。但如果你浏览网站或翻看报纸杂志，你可能会觉得我是唯一的一个。当我反复看到女性用扇子给自己降温或双手抱头坐着的旧照片时，我无法告诉你，我有多么厌倦。这些模特总是白人——我和我的两个妹妹又被置于何地呢？

我是家里年纪最大的女孩，因此是我们这一代人中最早经历更年期的人。我暗下决心，当我的妹妹们经历这些的时候，她们会更了解状况。

扎赫拉，非常感谢分享你的故事，我们将其收入书中是非常重要的。因为在报纸杂志上关于绝经和围绝经期方面的报道里，穆斯林女性和有色人种女性的案例不够多。谢谢你说出来。所有处于更年期的女性，在经历围绝经期和绝经的跨性别男性以及任何人，都应该有代表，这非常非常重要。你的故事很重要。

"我感觉，我似乎一直处于更年期中！"——萨莉

我感觉，我似乎一直处于更年期中，很可能将近十年。我很天真地以为，这是你需要咬牙挺过去的事情，然后它就会结束。

持续的潮热和寒战，夜以继日。手持风扇开了又关，羽绒被掀了又盖，窗子开开关关，没完没了。我体内的温度调节器彻底坏了，当我以为潮热症状在缓解时，它们又卷土重来。

干涩、疼痛和破裂的阴道在奋力完成它应有的使命……无法想象的疼痛！你真的无法与很多人分享这一点。

健忘、混沌的脑雾，喊错人名字三次后才能喊对，有时词不达意，有时张口结舌！！

僵硬、疼痛的关节……这也是一种症状吗？

不断增强的焦虑和恐惧，因为我多年以来一直在经历间歇性焦虑（除了这次焦虑到达了新的程度），所以我花了好一段时间才反应过来：这次焦虑与更年期有关。

稍等，我还有潮热——遍布全身！熟悉的、黏糊糊的、汗津津的，我称之为更年期的气味。持续多年的可怜的睡眠质量，甚至彻夜不眠。如果一次能睡上二至三个小时，我就非常欣喜了。

多年来，我一直在想"我就快到达终点了"，或者"一切会变得容易"，或者"我能做到"。我一直不愿意采用 HRT，因为我在十四年前接受了肾脏移植手术。我一直心存感恩，不愿服用任何可能会干扰我目前治疗方案的药物。然而，疫情封闭、防护、居家办公以及持续的更年期症状，共同导致了失控的焦虑和恐慌。现在的我，停下了工作，在服用抗抑郁和安眠药物，同时也在接受谈话治疗。

我的全科医生认为我的症状已不只是更年期的问题，我的处境让我觉得自己至少应该尝试一下 HRT。请帮帮我，让我明白这一切是怎么回事，我仍在迷途中，尝试寻找方向。

萨莉，你的故事尤其令我伤心，因为我能看到你已挣扎了如此之久，而你在挣扎时伴有十分可怕的症状，这些很显然是围绝经期的征兆。我很惊讶地看到，你应对得如此之好，也很欣慰医生向你推荐了 HRT。假如有读者经历类似状况，请了解以下信息：遇到复杂健康状况的女性，英国国民健康保险系统（NHS）可将您推荐给妇科内分泌专家。

"我是一位跨性别男性……为什么没有人告诉我阴道萎缩的事?"——巴克

二十多年前,我从一名女性变性为男性。

不同于一些跨性别男性,子宫切除手术并不在我的尝试清单上,我保留了自己的阴道、子宫和卵巢。我厌恶月经,所以会用睾酮来压抑体内的雌激素,应付那方面的事情。

在使用睾酮十年后,我开始有腹部疼痛,尤其在性高潮后。作为一个长着阴道的男性,寻找一位妇科医生并接受治疗是一种非常尴尬的经历。我做了涂片测试,被告知疼痛会自行消失,我感到自己被糊弄了,似乎医生也不知所措。

当我住在墨西哥时,一次紧急医疗事件让问题根源浮出水面。一天,在锻炼后,我昏倒在地,全身冰凉。

我当时的伴侣赶紧送我去医院。我当时发烧到39摄氏度,体温仍在上升:我发生了感染性休克,差点死掉。

医生发现我在服用的睾酮导致了生殖系统的衰退:我的宫颈、子宫和卵巢粘连在一起,导致感染。

因为我仍然有阴道和生殖系统,缺少雌激素令它们严重衰退。

那些不断把我打发回家的妇科医生原本简单地用一些雌激素软膏,就可以阻止衰退的发生。

我不愿意任何人经历我所遭遇的,这就是为何我需要让更多人了解跨性别男性生理衰退的情况。

巴克,非常感谢你的故事。当我意识到,没有把跨性别男性和非二元性别的朋友囊括在本书中时,我大叫了一声。我甚至没有想过跨性别男性也会经历更年期。我现在了解了,非常感谢,巴克,你告诉了我们作为一名跨性别人士会经历什么。我知道你为了跨性别群体做了很多事,非常感谢,谢谢你让我了解这些。爱你。

"我刚刚 40 岁，但感觉自己已经 140 岁了。"
——琼

我的故事开始于 30 岁出头时。经历了第一次人工受孕失败后，我被告知我的卵巢储备功能极弱。我很难会有孩子了，还很有可能在 40 岁出头时经历更年期。

经历了五轮失败的人工受孕后，我和自己三个可爱的、领养的孩子庆祝自己 40 岁的生日，并很快开始遭遇所有典型的症状：头疼、情绪波动、潮热、盗汗，以及一个感觉似乎已经 140 岁的身体。

因为我没有一位朋友有相同的感受，我感到彻彻底底的孤单。

看了达维娜的更年期纪录片后，我给我的全科医生打电话，现在我已经接受了一周的 HRT。

我感觉好多了，但我仍然努力在和我不断改变的身体达成和解。过去几年，我的身体发生了很多变化，但我拥有了更多能量、更少疼痛，我想要多动动的意愿也帮助了我。

很高兴知道，我并不孤单。

你好，琼，知道自己并不孤单感觉很好，对不对？你真的、真的并不孤单。我想还有一个问题是，当不到 40 岁的女性带着围绝经期的症状去看全科医生时，她们通常会被忽视。"你太年轻了。"医生总这样说。

但我感觉到越来越多的年轻女性也出现了状况，她们刚刚 40 岁出头——我是 44 岁开始的。所以，非常感谢你分享的故事，琼。

. . . .

"我的围绝经期症状被归咎于身体的残疾。"
——杰恩

我患有肌肉萎缩症，这是一种遗传病。我从出生时就有。它影响了我的肌肉，使我容易筋疲力尽。

我注意到，我的精力在 40 岁出头时变得越来越差。有时体力完全透支，无法工作，比往常更严重一些。

那时，我把这些归咎于养育年幼孩子带来的疲倦和我的身体障碍，我去看了无数次医生，说明我月经不稳定、没来月经、情绪波动、落泪、疲倦、头晕、脑雾、潮热和睡眠紊乱的症状。我甚至问，这是不是就是更年期，但被告知我"太年轻了"，一切被归咎于我的身体残疾。

46 岁时，我被确诊是围绝经期。我一直在四处求助，但到了确诊时，我已经情绪失控了，所以医生建议我服用抗抑郁药物是最佳选择。

我为此愤愤不平，如果我能更早一些确诊，更早地采用 HRT 或类似治疗方式，我就无须忍受这么久，或在当时的状态中煎熬。当你身体有残障时，会难以诊断出与之前相仿的症状。另外，你的医生容易把你的身体状况当作替罪羊，而不去彻底地检查根源。

医生也更不愿意采用 HRT，因为无法完全掌握这种治疗方法对我的已有症状会产生怎样的影响。当你有神经性残障时，人生就已经足够艰难了。而激素发生的变化会加重症状，你的身体状况更难以管理。

我曾咨询过，但关于肌肉萎缩和更年期的关系，以及它会如何影响你的状况，目前尚无任何研究。

女性经历更年期，就像经历雷区一样，好在现在女性所能得到的帮助越来越多了。但因为医生对你的个人状况以及它与更年期的相互作用缺乏研究和知识，又因为未知的风险而不愿开具 HRT，作为一名残障女性，经历更年期可能是孤独且艰难的经历。

我现在计划再去向医生求助，因为我感到自己在情绪上已经变得更坚强，可以积极争取更多帮助。我只希望和我有相同处境的女性，可以在需要的时刻，得到所需的帮助，而非默默忍受痛苦。

你好，杰恩，这非常重要，因为你说出了残障人士获得 HRT 会比其他人更艰难的状况。

假如你的医生真的不确定你的状况，可以申请转诊。

杰恩，请让我知道你的后续情况如何。献上我的吻。

"多次误诊、职业危机和一段几乎毁掉的关系。"
——路易丝

我的更年期开始于四年前，那时我经历了头疼、阴道干涩发痒、易怒、痛苦的经期痉挛、情绪变化、一阵阵无法控制的悲伤和健忘。

事实上，是我的（男性）管理者第一次令我注意到这些。我经常跑医院。我的上司（很自然）就耐心不足了，所以我用谷歌搜索了自己的症状。瞧！我找到了答案：绝经。在我的多次就诊中，没有一次医生能结合我的症状，给出答案。当我意识到后，我哭了一整天——如释重负，一切都有解释了。

我开始预约。我去的诊所里，没有妇科内分泌专家，但没关系，我知道原因，治疗方案肯定是 HRT，对吗？医生说，这不可能是绝经，因为我"只有"43 岁（比我母亲绝经的年龄大一岁）。医生认为我应该尝试认知行为疗法（Cognitive Behavior Therapy，简称 CBT），因为我听起来像是抑郁了。

我听取了建议，但情况更糟了。我的家庭生活和工作都受到了影响，我只能说"现在的我不是我"。所以，我又开始了求医之路，我的先生也陪着我。这次的医生新获资质，他打发了我，让我再等几周看看感觉。所以，我换了另一位医生，这次——成功了！！她给了我 HRT 的贴剂，第二天就发生了全新的变化！！我松了一口气：我拥有了精力，脑雾不见了，性对我又有吸引力了（有了快感），而我更像自己了。我意识到，我已经很久没有过这样的感受了。

我不希望其他人有类似经历，我想要结束大家无知的状态，帮助其他人。

路易丝，你的故事很棒，你提及了让你关注到这些事情的男上司，我想教育管理者们是非常重要的，要让工作场所的管理者和上司能够留意到每一个为他们工作的人——他（她）需要了解围绝经期的症状。

有时，你只是需要有人推你一把，能够听见你，看到你，足够珍惜你，从而可以说出"我发现你不太像自己，我们一起让你重新站起来"。

能听到你的故事特别好，在工作场所经历更年期非常艰难。来自同事的理解，尤其是男同事的理解，是非常需要的。请将这本书传递给办公室里的每一位男性或女性管理者。

"我没有因为早发性卵巢功能不全而害怕，但有时这是一场硬仗。"——玛丽

我今年42岁。十五年前，我被查出患有早发性卵巢功能不全（Premature Ovarian Insufficiency，简称POI，指40岁以下出现绝经症状）。

我那时还在部队服役。当我被告知这个消息时，情形是这样的：

医生：你得了早发性卵巢功能不全。

我：意思是我不可能有自己的孩子了？

医生：对（没有目光的对视）。

非常令人惊讶！我最近才发现，在过去的十五年中，我摄入的雌激素量只是应摄入量的1/3。在过去的十五年里，我也没有检测过激素水平。难怪我感觉非常不舒服。

关于性欲……哼！我想说的是，这不是发牢骚，而是为了支持你们的使命，我们需要教育全科医生、雇主和公众。

我没有因为早发性卵巢功能不全而害怕，但有时维持自己原本的样子是一场硬仗。我当了二十年的药剂师，但后来我放弃了这份工作，把重心放在社会公益上。我主动参与灾难救援工作，也为存在身体或学习障碍的女性争取权益。

感谢你的聆听。玛丽。

玛丽，你的故事令我伤心。在过去的十五年中，你的雌激素水平一直不足这件事，让我非常生气！我替你感到生气。你是一位出色的女性。首先，非常感谢你在军队中服务于国家。很遗憾你所经历的一切，玛丽——我们听到了你的声音。再次感谢。

"那时，我感到我像是旧日自己的影子。"

——纳丁

因为子宫内膜异位，我在 37 岁时做了部分子宫切除手术。直到 50 多岁，一切还都正常。接着，我的世界就分崩离析了。我经历了严重的焦虑、惊恐发作、心悸、紧张、头晕、颤抖，以及反复出现的尿路感染、阴道干涩。然后，偏头痛开始了。我向全科医生努力争取 HRT，并在两年后获得了治疗。它减轻了潮热，帮助了睡眠，但偏头痛、焦虑仍困扰着我，尽管频率降低了。

我被告知这些症状会消失，但有时，它们令我非常虚弱，让人难以忍受。有时，头疼一次会持续好多天，我不得不暂停工作。我做了心脏扫描、膀胱扫描、神经系统检查和脑部扫描。我只希望有人倾听，了解我的身体，我知道这是更年期，但这真是一场战斗！我只想找回自己，那个自信又快乐的自己。那时，我感到我像是旧日自己的影子。我以前经常锻炼，但现在我缺少做任何事情的精力和动力。我讨厌发生在身体上的改变，也发现很难接受这就是我的样子。有时，我看到了原来的自己，然后，"砰"的一声！更年期的阴影又回来了。

我现在快 58 岁了，感到人生倏忽而过，我希望自己能够好好生活，而并不仅仅是生存。

纳丁，这个故事真的令我心碎，因为我无法理解当你的症状如此明显，需要治疗时，为什么你还得向全科医生奋力争取 HRT。很抱歉，焦虑显然是一种症状，我们很多人在奋力与之搏斗。我希望你在这本书中能够得到答案。

"我考虑过自杀——但我现在比以前坚强多了。"

——萨利

2013 年，月经在我 49 岁时停止了，就像关上了开关。我经历了人生最黑暗的阶段，伴有一些最严重的失眠状态。

我无法应对，而寻找原因的过程，则让一切更糟。

全科医生诊断我得了抑郁症，我停下工作，开始吃抗抑郁药。我整晚失眠，当丈夫睡着时，狗陪伴着我。我们是养奶牛的农民：丈夫工作很辛苦，而生意必须继续，无论我的情况怎么样。凌晨时分是最艰难的，我经常给心理咨询机构打电话，我并不想活下去，我失去了力量，似乎没有我大家都会更好。我考虑过自杀。我憎恨自己变成了那样。我增加了不少体重，但并没有用 [I]，我只看到了一坨没用的肥肉。

但我有很多好朋友，其中一位帮我加入了健身房。我发现行动起来很难，但还是会强迫自己。我喜欢跑步。后来我开始沿着家附近短距离慢跑，被我们当地跑步俱乐部的组织者看到了。"参加 5000 米跑吧，会有帮助的。"他们说。

然后，我开始了跑步。尽管我之前从未跑过，在缺觉的碾压下，我坚持着。没有别的选择，我走投无路。这时候，我开始接受心理咨询，但对我而言情况变得更糟，我开始重新寻找答案。我经历了两位咨询师，才真正找到一位言之有物的女士。直到今天，我偶尔还会和这位女士见面（仅是个人会面，不是咨询）。现在我视她为朋友，她的步行疗法令人神清气爽。

步行，加上跑步，对我都很有帮助。很快，我跑了 5000 米，又恢复了对自己的信心。这是一小步突破。2018 年，我的体重减少了 28 磅，并完成了自己的第一个半马，这可是一位之前"从不跑步"的女士。我的丈夫、女儿们和外孙都站在终点线处给我鼓励。我现在一周仍跑三次，还去一家位于本地农场车库的健身房。我们在室外花园训练。这是一群可爱的女士，我们互相支持、努力训练、开怀大笑。我现在很少去医生那里了，但偶尔会去看咨询师。

我很骄傲，我靠自己熬过去了。现在我吃的抗抑郁药少于半片。

I　一般认为抑郁症会让人消瘦，所以长胖是好事。

那么曾经的萨利呢？她以更坚强的样子回归了，也比以往更好了。

萨利，非常感谢你告诉我们你的故事。很抱歉，生活对你变得如此黑暗，但我真的非常感谢你告诉我们，运动可以改变状态。

对于不愿意和不能采用 HRT 的女性，这真是非常重要的经验。之后，我们将有很大篇幅讨论运动以及运动对心理健康、身体力量和骨骼力量的重要性，你的故事是一个非常好的例子。你应该为自己感到骄傲。你很厉害！

"救命！更年期是一片雷区！"——卢

我曾是如此自信，自己逃脱了更年期"这件事"。

假如你在两年前问我，那时我 55 岁，我会说"我不知道为什么要这么大惊小怪"，或者"我可能只是幸运，没有碰上这些问题"。

接着，我感到每个早晨都要竭尽全力才能从床上爬起来，像一个老太太，双腿僵硬、沉重。直到中午，我才感觉清醒。每到下午三点左右，我真的只想马上躺下睡着。

我的乳房肿胀，臀部也是。我的腹部一度非常平坦，也开始变胖。这两年，我尝试了各种日常运动和饮食，收效甚微。现在我遭遇了难以忍受的腿疼，这让我有时彻夜不眠。

我看了医生，做了理疗，但没有变化。在大量阅读和研究后，我最后得出结论：我的病症——清单不断增长——可以归结为绝经。

即便如此，解决方案也无处可寻，因为这似乎是一个无人可以理解的雷区。

卢，这很滑稽，是不是？当你自鸣得意，开始想"更年期也没有那么糟糕，我的情况就还好，我已经平安度过了围绝经期，一切安然无恙"，然后，它就像一列火车那样撞向你。你应该继续看医生，继续提问题，也许可以要求去看妇科内分泌专家（咨询你的医生）。我只想给你很多很多的爱，感谢分享你的故事。

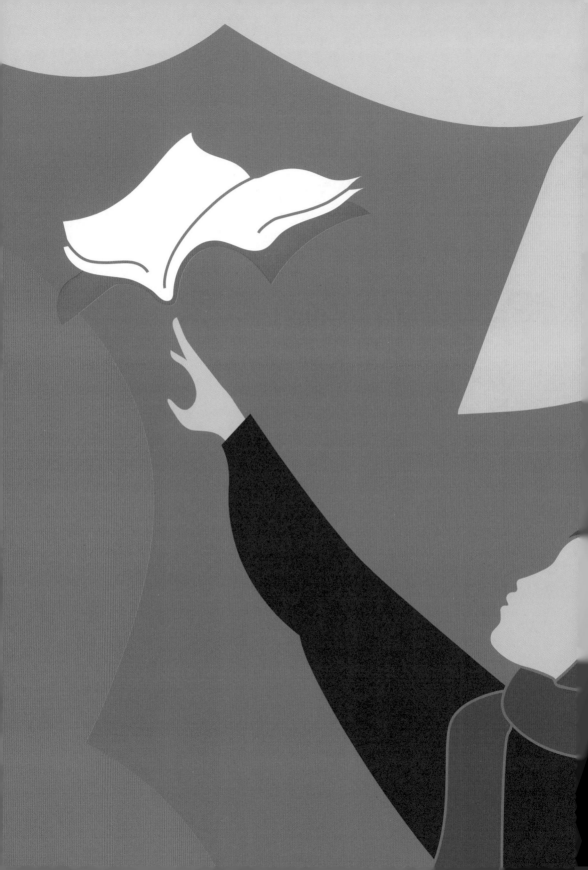

第 2 章

知识就是力量：
关于围绝经期和
绝经的解释

"如果我还有月经，
可以接受 HRT 吗?"

"我需要测试吗?"

"这并不是更年期
——我没有任何潮热。"

"我身上发生了什么???"

我想，和你们一样，在我长大的过程中，更年期并不是一个可以在餐桌上讨论的话题。没人谈论它。长辈们不会对我们说起它。我的祖母会用"改变"这个词来指代它，但从不和我谈论——我会在她与朋友们的聊天中听到，诸如此类。她从未和我提及，和她一起生活时，我还是一个小姑娘。

对，围绝经期确实像某个邪恶的小妖精一样悄悄靠近我，我完全没有准备，也没有信心知道该怎么应对。

我开始向外界求助，我和表妹交流，与少许几个朋友聊天。在工作中，我并没有太多亲密的年长朋友，所以我没有太多可以说话的人。看到一些公众人物谈论它——洛琳·凯莉（Lorraine Kelly）和莉兹·厄尔（Liz Earle）——也会大有帮助，他们能让我更自在地谈论自己的更年期经历。

事实上，最近发声的还有米歇尔·奥巴马（Michelle Obama）——一位传奇人物，我爱这位女士！她谈到了乘坐总统直升机发生潮热的情况。我想说，这真的意义重大！米歇尔·奥巴马——这样的一位女性也深有体会，假如她能应对，那我也有希望。看看这位第一夫人，她外形火辣、写书、参与慈善、往来无白丁，而她也面对着同样的困扰。

现在，还有一股新的女性力量在为更年期摇旗呐喊，她们准备以公开和诚实的态度讲述自己的遭遇。所以，假如她们可以谈论它，那我们也可以。

谈论它是如此重要，因为谈论更年期在过去的几个世纪一直是一件有羞耻感的事情。这深深植根于女性心理。我希望我们的丈夫、兄弟、父亲、伴侣能够不以嘲笑的口吻谈论它。这他妈的一点也不可笑。

让我们打破这种成见，它只是某些不可避免的事情的一部分。我们中的一些人有时需要一些支持，我们需要谈论这件事。我们当然需要与其他女性分享，我们需要与年轻的女孩们分享，以及与年轻的男孩们分享。每个人都需要了解它，因为它肯定会发生，它会发生在你认识的人身上，即便它还没有发生在你身上。

我们真的需要为所有的女性摇旗呐喊。我想让你看到一切都会安然无恙，但我们需要一起学习基本常识，从而教育自己，以及——真正重要地——教育彼此。关于激素、雌激素、孕酮、月经、没有月经。我需要验血吗？我在更年期中吗？什么是更年期？我已经度过更年期了吗？

当你在网上冲浪时，很容易陷入混乱和错误信息的泥潭。上网查找资料的真正问题是，你所阅读的医学信息没有标注日期。因此，也许你在阅读一篇关于你所面临的围绝经期或绝经具体问题的报道，但里面的信息可能是五年或六年之前的了。

我将告诉你，当下医生和科学家们在围绝经期和绝经领域所取得的显著进展。任何你所读到的、时间超过两年或三年的报道都已过时。

如此多的改变正在发生。用药指导一直在变化。（唯一没有改变的是：印在激素替代疗法药盒里的小册子上的错误信息，但我们希望至少在这本书出版时，错误已被修正。）

所以，我们需要答案。也许，你已经感觉到自己的更年期小火车在运行，或者你希望让自己准备好迎接沿着轨道而来的一切。无论你的理由是什么，是时候开启更年期任务的第一步了。

现在我知道，假如当初我能够得到更多的信息，我可能会更自在地谈论自己的经历，也能更早获得帮助，假如我知道这并不令人尴尬而且很容易就能解决的话。事实上，我在撒谎，它并不容易被解决……但它是可以应对的，希望这本书能让一切变得容易些。假如我能早了解这些知识，就可以更早得到帮助，而无须经历这三四年的黑暗岁月。

像本书开头时很多人说的那样，失去的岁月，一去不复返。这太可怕了。我们应该帮助其他女性不要失去自己的人生，我们应该把握好自己生命中的时光。

我们在家谈论了很多关于更年期的事情，正如你所能想象的，在餐桌上。讨论并不仅仅发生在我和两个女儿霍莉和蒂莉之间，我的儿子切斯特也参与其中。他们都知道围绝经期、绝经是什么，也了解症状，他们了解激素，以及——最重要的——他们知道对此不必感到羞愧。

因此，在可爱的娜奥米医生的帮助下，我制作了一些精华内容，摒弃误导性信息，直击要害。这本书会解答关于围绝经期和绝经的种种疑问——是什么、会发生什么以及为什么。所以基本上我算是你的"更"智慧一些的谷歌版本。

现在，你需要了解以下这些概念：

1. 激素

2. 围绝经期

3. 绝经

4. 获得诊断

5. 值得注意的长期健康风险

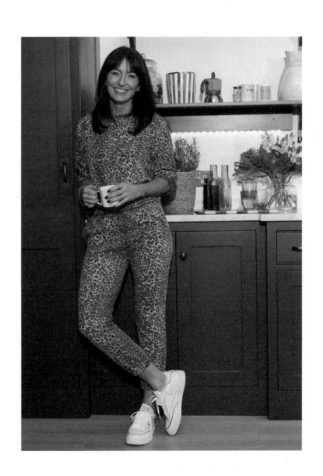

抓起你的实验服，
生物课时间到了

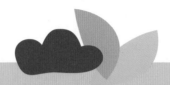

娜奥米医生的观点

在我为病人看诊的岁月里，我知道有一件事是肯定的：没有所谓标准的更年期。对一些病人来说，症状似乎在一夜之间袭来，而对其他人而言，更年期更像是让人缓慢地意识到情况不太"对劲"。

在第一次面诊中，我从病人那里听到的一个主要问题是，为什么？为什么我有这样的感觉？为什么这会发生在我身上？

回答这些问题，可以从激素开始——它们是什么，如何起作用，以及为什么如此重要。

激素是什么以及为什么我们如此依赖它们？

激素是我们身体的化学信使，它们通过血液循环到达我们的组织和器官中。

激素必不可少：它们有诸多作用——从调节情绪到促进生长、新陈代谢、性健康和生殖。这是一个平衡的问题：激素太多或太少都会导致各种症状和潜在问题。

我们将会提到的两种主要激素是雌激素和孕酮。

雌激素主要由卵巢产生。女性有两个卵巢，每个月由其中之一排出一颗卵子。我们全身的细胞上都有雌激素受体。雌激素使我们的身体处于非常好的状态，帮助我们调节月经周期、提振情绪、改善记忆力、强健骨骼并保护心脏。

孕酮也能帮助调节月经周期，让身体准备好受孕，并让身体在孕期开心和健康。

我们会经常说起的另一种激素是睾酮。谈到 HRT 时，它可以说是拼图中缺失的一块。睾酮不仅仅是男性的专利——它帮助调节我们的情绪、性欲、力量、耐力和能量。在女性更年期期间，睾酮水平会下降，而下降水平是无法预期的。

那么，这些激素与围绝经期和绝经有什么关系？

绝经的定义是，连续十二个月没有月经。这是一条崎岖不平的道路：在一个被称为围绝经期的过渡期中，激素会有几年的波动期。这些激素的波动，及后续的缺失引发了围绝经期和绝经的症状。

围绝经期的解释

是否为不知道该留心何种症状而困惑？已经去看过全科医生，却被告知你的血检是"正常的"？或者被告知你"太年轻"，不可能会是围绝经期？

很久以来，人们误以为症状只会开始于绝经期。但情况并非如此。在月经完全停止前的几年，症状可能就发生了。它们令人极度虚弱。关于围绝经期存在大量的混淆和错误信息，我非常希望可以给你写一份精彩的清单，告诉你会发生什么，什么时候发生，这样你就可以像完成待办清单那样勾选症状。

遗憾的是，围绝经期并非如此，因为它是一个过渡阶段，是激素波动和动荡的时期。这时卵巢开始逐渐减少激素分泌，但激素水平会忽高忽低，这意味着你可能会经历几个月各种症状，直到它们消失，你又觉得自己"正常"了。即便我无法给你一份明晰的清单，至少可以提供一些事实，帮助你倾听自己的身体，让你在需要的时候行动起来。

围绝经期何时发生？

很多联系我的女性，像我以前一样，40 岁出头或 40 岁中期时第一次出现围绝经期的症状。永远不要认为自己"太年轻"，不可能会是围绝经期。我们都是独一无二的，"平均的"围绝经期和绝经期是不存在的。每个人的经历都不同——对一些人来说，围绝经期会提前很久，或者因身体状况和其他病的治疗，发生在一夜之间。假如现在你在经历提前绝经，可以跳至本书第 4 章，我们来解决你的问题。

如何判断你是否处于围绝经期（提示：这不仅和月经有关）

在更年期领域，娜奥米医生在不遗余力地推广真知灼见。她在 ins 上做了很多直播，以简单直接的方式解释围绝经期和绝经。

我第一次和娜奥米医生交谈时，她曾把围绝经期称为"伪装大师"。这是一个非常聪明的看法，因为它几乎可以表现出各种症状。很多症状都是由围绝经期引起的。

很多和我聊天的女性会说，更年期始于一种直觉、一种感受或一种缓慢的知觉：有些事情正在发生。也许你注意到了一种几周或几个月前还没有的症状，却说不出到底是什么。

绝经总是与月经终止联系在一起，很多女性只关注月经何时彻底结束。而实际情况是，月经结束是最后发生的症状之一。在围绝经期时，你还会有几年正常的月经。我的月经的确不太正常，当时我也未真正关注。回头看，这是因为我并不真正了解什么是围绝经期。我以为自己还年轻，所以排除了更

年期。大概花了一年时间我才串联起各种症状，并意识到一切都是相互关联的。

在围绝经期时，月经发生变化是一件完全正常的事情。它们也许会变得高频、低频、持续时间更长、持续时间更短、出血量更少或更多。假如长时间出血量较多，尤其当你已经过了 45 岁时，就需要检查子宫内膜了。

只关注月经意味着其他症状——皮肤发痒、阴道炎、脱发、性欲低下以及诸多其他症状——虽然几年前就开始了，会被忽视。

"所有我曾热爱的事情都变得毫无意义。"

——菲奥纳

正在经历围绝经期的菲奥纳形容"凝视着浴室镜子里 50 多岁的自己，看着我的青春渐逝"，我真的非常理解。

说过去的几年我就像是一架情绪波动的过山车未免太轻描淡写了。当你自己都无法完全理解时，向他人解释就更困难了。世界

并非在一夜间面目全非——起初，改变非常微妙，很容易被忽视。对我而言，那是一个逐渐失去快乐、热情、能量以及对生活激情的过程。我不仅觉得失去了自己，也失去了理智。虽然我一直饱受焦虑之苦，但现在已经到了极点。所有我曾热爱的事情都变得毫无意义，因为它们曾经激发的愉悦感已不复

存在。就像所有的颜色都从我的生命中褪去，我不知道该如何将其恢复——如何与真正的我重新联结。我身在何处？似乎现在的我是一个冒牌货——一个生气、害怕、易怒的女人，她不记得自己一早是否刷过牙、用过体香剂。

通常情况下，焦虑和些许低落的心情是最早出现的症状。焦虑感也许是非常微妙的，却使人虚弱。在生活中非常自信和外向的人，也许会突然间觉得晚上开车令人紧张，或突然间在之前游刃有余的社交场合感到局促不安。这些会有损你的自信心，从而令你感到非常沮丧，激素会加剧这种感觉。

很快你就会陷入恶性循环中，而这一切都是激素在作祟。大家经常将其归咎于年龄或者衰老，似乎这只是因为年岁增长，事实

上，这与你的激素有关。

所以，有没有一些早期征兆，预示围绝经期在悄悄临近呢？

当我还来月经的时候，我的周期就像上了发条一样准时。我真的非常幸运——28天！我当时在服用避孕药，但天哪，经前期综合征太可怕了。差不多有一周的时间，我会时而暴躁，时而喜怒无常，时而泪流满面。我的乳房很疼，身体浮肿，有时恶心想吐。然后，到来月经的第一天时，一切都变好了。

很多分享自己故事的人都有同感。我就听说了很多。大约有 3/4 的女性有经前期综合征，假如你经历了更严重的经前期综合征——当症状真的非常强烈时——很可能就是围绝经期的信号。

· · · · · · · · · · · · ·

"没有人谈论过这部分人生。"——乔安娜

经历了多年与经前期综合征的搏斗后，乔安娜在 40 岁出头时，被告知自己进入了围绝经期。

有几年，在每个月的特定时刻，我会讨

厌每一个人，还盗汗（但这些在近两年停止了），乳房疼痛，但月经非常规律。紧接而来的一年中，月经的出血量都大得出奇，但仍然十分规律，只是奇数月份的月经停止了。然后，在我 47 岁时，月经完全停止了。替

代它们的是晚上九点的周期性潮热。并非每晚，也并非每周，而是每隔几周一次。几乎是周期性的。十八个月以后，潮热停止了。但是，我的关节开始疼痛，体重见长。

我猜我可能要绝经了？直到 51 岁时，我仍搞不清状况。没人谈论过这部分人生。它令人困惑，人与人之间差别甚远。

你好，乔安娜，我在为你写这本书。你将在本书中找到答案。

假如你有经前期综合征，说明你的身体对经期发生的激素变化非常敏感。在生理周期的中期，雌激素会达到峰值；而在月经时，雌激素会跌至谷底。孕酮水平——让身体做好怀孕准备的激素——在生理周期的后半段会达到峰值，即排卵之后和月经之前。围绝经期时，经前期综合征会变严重，成为预兆之一。

围绝经期会持续多久？

这因人而异——也许是几个月，也许会持续几年。平均而言，围绝经期会持续 4 至 8 年。

在开始治疗前，我需要等待绝经吗？

完全不是这么回事，你可以在围绝经期就采用 HRT，它可以有效地减轻你的症状。假如你仍有月经，则需采用序贯 HRT，我们之后将在本书中进行详细讨论。

女性们常被告知，假如还有月经，就无法采用 HRT 或其他治疗方式，这点令我非常恼火。那就是胡说八道！不！不！不！我想告诉你，完全没有理由等待，因为在绝经前你就可以从治疗中获益。

我在围绝经期时就开始用 HRT，这救我于水深火热之中。老实说，假如没有使用 HRT，我不确定自己是否还能保住工作。假如不补充激素，我甚至无法振作起来。

我非常赞成自由选择，所以你需要权衡自己面对的选项。这是本书的主题。我们将告诉你，你所需要知道的一切，那样你就可以为自己的身体做出知情决策。

围绝经期可以持续几年。其间，你也许仍游刃有余，也许需要精力陪伴孩子成长，还有，令人悲伤的是，也许还需要照顾自己年迈的父母。这些都会被可怕的、像过山车一样的激素影响。在这个噩梦般的时刻开始

治疗，可以帮助你充实地过好自己的生活。

我经常在社交媒体上听女性谈起，她们去看了医生，验了血，被告知激素一切正常。下面娜奥米医生会解释为何情况并非如此。

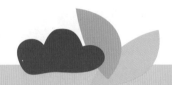

娜 奥 米 医 生 的 解 释

更年期何时开始，以及围绝经期何时转向绝经是令人困惑的。绝经是指连续十二个月停止月经。然而，症状可能出现得更早。在英国，绝经的平均年龄是 51 岁。

我什么时候需要看医生？

这取决于你，如果身处困境，你有权得到帮助。不确定是否需要约诊？可以问问自己：

→ 症状是否影响到了你的生活、感情或工作？

→ 症状是否令你苦恼？

→ 你需要建议吗？

→ 你是否需要备选方案？这也许不是你的第一次就医，假如情况不对劲的话，就换一位医生看看。

→ 你是否尝试过 HRT 却并未奏效，你是否感受到了副作用？

假如有任何一个问题的答案为"是"，你都应该去看医生。

获得诊断

假如你没有使用任何激素，事实上，很难通过验血的方式发现自己是不是处于围绝经期，因为你的激素水平会变得一团糟。它们时好时坏、上下起伏，第一天可能远低于标准值，第二天又完全正常。

验血通常被认为是检查围绝经期的最好方法，但在大部分情况下，检查可以——以及应该——在你和医生讨论之后再进行，并将你的年龄和症状考虑在内。英国国家卫生与临床优化研究所（The National Institute for Health and Care Excellence，下文简称 NICE）更年期指导手册中指出，假如一名 45 岁的女性表现出了典型的更年期症状，首选的治疗方式应该是 HRT。

假如你已经过了 45 岁，并表现出典型的围绝经期和绝经症状，就没有必要验血，除非医生怀疑你的症状是由别的情况引起的。假如你还不到 45 岁，医生很可能想要通过检查寻找深层原因，并确诊是否为围绝经期。

检查包括以下几项：

→ 促卵泡生成素（Follicle Stimulating Hormone，简称 FSH）检测：这是一种刺激卵巢的激素。升高的促卵泡生成素水平可能意味着你处于围绝经期或者绝经，因为你的大脑需要更努力地工作，让卵巢做出反应。然而，检验可能是不可靠的，因为激素水平在波动。确诊后，还应该复检。假如你在服用复方避孕药，也有可能影响结果的准确性。

→ 雌二醇检测：雌二醇是一种卵巢产生的雌激素。低水平可能意味着围绝经期或绝经，但因为激素水平会发生变化，所以这也不一定可靠。

还有一些其他的检测项目，也可以用来排除症状的根源。它们包括：

→ 全血细胞计数（Full Blood Count，简称 FBC）：这是一种非常常见的血液检查，用以检查血液中细胞的种类和数量。它可以很好地反映你的整体健康状况，并发现诸如感染、炎症或贫血等潜在问题。

→ 肝功能检测

→ 甲状腺功能检测：甲状腺是颈部的一个腺体，它产生激素，帮助调节心跳、体温等身体功能。当甲状腺产生了过多或过少的激素，就会带来月经变化、情绪变化、体重变化、疲倦以及体温失调等症状。

→ 维生素 D 检测：不足也会导致类似更年期的症状。

→ 尿液细菌分析：检查是否有感染。

验血

当你在采用 HRT 后检查吸收情况时，验血是有帮助的。但在诊断阶段，假如你已经过了 45 岁，验血就不是必需的了。一般也不太需要昂贵、复杂的检查，比如唾液检测、干尿试验、毛发取样和 DNA 取样。这些没有包括在英国更年期协会指南中，因此协会认证的专家也不会进行这些检测。

因此，让我说清楚：

小于 45 岁？
通常需要验血。

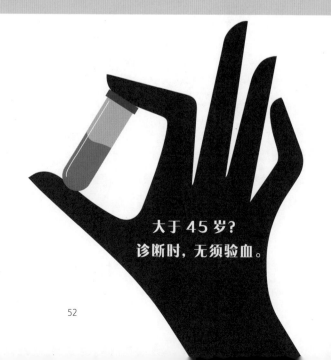

大于 45 岁？
诊断时，无须验血。

**我们为什么需要把这些话说出口，
分享我们的故事？**

· · · · · · · · · · · · · · · ·

"我非常公开地谈论这段经历中的任何一部分……我因此感觉更坚强。"——柯丝蒂

当我第一次读到柯丝蒂的故事时，它非常吸引我。我喜欢这段开场白：

围绝经期一夜之间像一条湿漉漉的鱼打在我的脸上。在此之前，它已经蛰伏了四年。

过去四年，我一直完全公开地谈论自己的经验，从屋顶上向任何一个愿意倾听的人喊叫，并且下决心去帮助别人。

我非常公开地谈论这段经历中的任何一部分……我因此感觉更坚强。它不会打倒我，我对它一笑而过，假如我有脑雾时刻的话，每个人都会知道，因为我会告诉他们。

哦，我的天，我非常理解柯丝蒂的故事。她描述了所有"经典"的症状：她的自信心受到打击，她开始出现脑雾，更年期之前拥有"惊人的记忆力"变为有几天几乎记不得

自己的名字。

忧心忡忡的她要求医生做脑部扫描，并愿意转向私人诊所求医。压力和焦虑意味着她会以泪洗面，最后被送回家。

四年过去了，她在接受 HRT。经过一些调整之后，她又恢复了活力，恢复了本来的样子。

除了"湿漉漉的鱼"那一句比喻，柯丝蒂的故事真正触动我的是她决心分享经验从而帮助他人。我们都应该更像柯丝蒂一些。大伙儿，这正在发生，我们需要分享、需要学习，我们还需要聆听，从而帮助彼此渡过难关。

你所需要了解的其他健康影响

围绝经期和绝经的症状可能非常严重，而降低的激素水平也会对健康产生长期的影响。

HRT可以改善围绝经期和绝经的症状，还能降低骨质疏松的风险、尿路感染的频率以及心血管疾病的风险。还有新出现的证据表现，它可能预防痴呆、阿尔茨海默病以及其他神经系统疾病。[2]

骨质疏松

骨质疏松会让我们更容易发生骨折。在英国，约有300万人口受到骨质疏松的困扰，但在女性中更为普遍。[3]

骨骼在我们成年期的早期最为强韧。30岁中期后，骨密度会流失。雌激素有助于维持我们的骨结构和力量。更年期后雌激素减少会加速骨密度的流失，让你面临骨质疏松的风险。骨质疏松并不疼，这意味着只有当碰撞或摔跤导致骨折时才会被确诊。采用HRT可以改善骨密度。[3]

心血管疾病

心脏疾病是英国女性面临的头号杀手。事实上，死于冠心病的女性是乳腺癌的两倍。[4]

心血管疾病是影响心脏或者血管的疾病，包括心脏病、心绞痛、急性心肌梗死、高血压、中风和血管性痴呆。

心血管疾病影响了英国约 700 万人。假如你有糖尿病或家族心脏病史，或者有吸烟的习惯，将会面临更大的风险。

绝经期间以及之后雌激素的下降会增加心血管疾病的风险。雌激素有助于保持动脉的光滑和弹性。一旦雌激素减少，你的动脉很可能会长出一层脂肪斑块，这会使你的动脉变窄，更容易发生急性心肌梗死和中风。雌激素也有助于调节胆固醇水平和身体脂肪分布——身体中段过多的脂肪也会增加心血管疾病的风险。

痴呆

在全球范围内，女性痴呆和男性痴呆的比例大概是 2 : 1。[5] 具体原因还未知晓。

我们的确知道雌激素可以防止血管疾病，而痴呆的成因之一是心血管疾病。因此，假设 HRT 可以预防血管型痴呆是合乎逻辑的。

痴呆有诸多不同类型。新出现的证据表明，HRT 也许也可以预防它们的发生，但仍需要进一步研究。

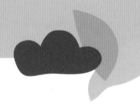

这些数据令我非常吃惊。我父亲患有阿尔茨海默病，我无法相信，在这个领域我们居然没有投钱进行更深入的研究。

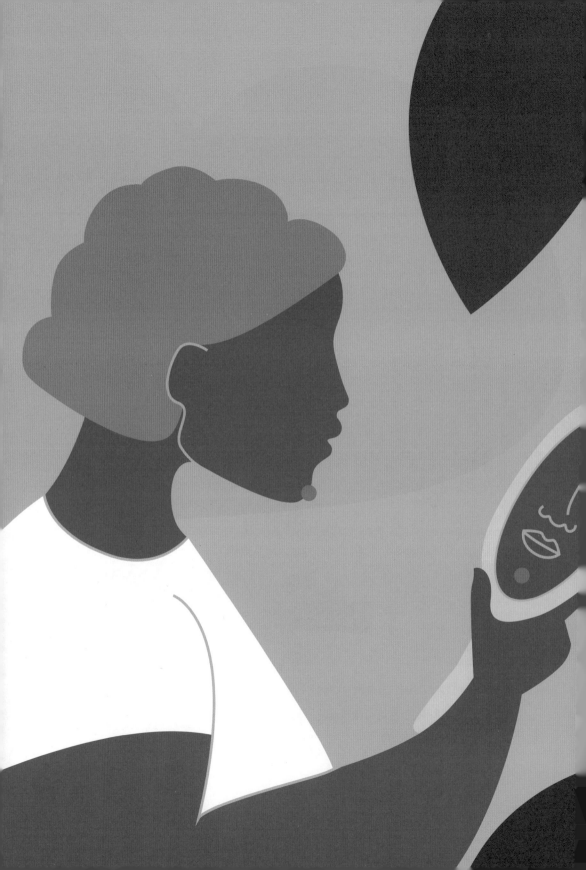

第 3 章

从阴道干涩到痘痘：可能是围绝经期或绝经的信号

潮热

寒战

焦虑

愤怒

牙龈出血

健忘

触电感

（什么鬼？！）

雌激素水平下降后，就到了剑拔弩张的时候。的确，它会攻击你的精神和身体的每个部分。关于这些非常可怕的症状，我有一个长长的清单。但我认为脑雾和健忘是其中最可怕和令人痛苦的。我想这也许是因为阿尔茨海默家族史，以及我担心自己得了阿尔茨海默病的隐忧。

很有趣——我和爸爸非常非常像，我一直是爸爸的小公主。在我很小（与祖母一起生活）的时候，他每周都会来看我。我会非常珍惜和他在一起的周末。他非常有趣，也很有男子气概，对一切都很有把握，智慧，博学。你只有非常聪明才能做到如此幽默。我非常尊敬和钦佩他。

我第一次注意到不对劲，是他给我打电话并说"我刚刚乘坐了地下的火车"，他想说的是"地铁"。我等着他改正自己的话，但他没有。他用了完全错误的字眼，我当时想的是，哦，这有点儿好笑。但在同一通电话里，他又做了相同的事情，用错了字眼。他对我说："嗯，当你的工作不那么火爆的时候，给我打电话。"他想要说的是"当你不那么忙的时候给我打电话"，但他不知道该如何表达。我给妈妈打了电话，告诉她"我觉得爸爸有些不对劲"。我们认真地聊了聊，

然后我们开始留意到他的一些口误，这才意识到的确有状况。

现在我回想起来，当我们录制《天降百万》（The Million Pound Drop，有一期是慈善性质的名人特辑，我和爸爸一起上了节目）时，我记得他当时在节目上似乎有些不同。有趣的是，这正是我对自己第一次出现围绝经期症状时的感觉的描述方式。他看起来不是他自己。他有一点紧张，有一点烦躁，看起来似乎不太自信。他一直是如此自信，但现在却有些不知所措，这不是我的爸爸。事实上，直到我开始写这本书的时候，我才想到他患有阿尔茨海默病之初和我开始围绝经期时所具有的共同点。我已不再是自己。我有些烦躁。

这些都是我们所观察到的危险警告。情况恶化了，阿尔茨海默病影响了他的语言能力，他只能说很少的词，无法组成句子。这个博学的、曾经非常能言善辩的人仍想要说话——你能看出他想要说话——但他无法找到合适的词汇。

所以当我打电话给医生时，我非常害怕，因为这些感受与我看到爸爸在录制《天降百万》时出现的状况如此相像。我绞尽脑

汁寻找刚说过的字眼，大脑却一片空白。

我的医生聆听了我的烦恼，她非常非常善良。她让我感觉好多了。

但围绝经期不仅仅包括健忘，还有情绪波动，或者愤怒……假如你是一位女性的话，对愤怒还会有着羞耻感。莫名其妙的愤怒令人害怕和不安——不仅仅对于身边的人，也对于自己。

我出现了心悸的症状：有一周时间，我一直绑着心率监测器。我真的非常担心，常常会把手指搭在脉搏上，怀疑自己有非常严重的状况。

很多其他人遇到的副作用是我未曾过多体会到的，比如皮肤瘙痒、焦虑、抑郁、四肢酸痛，以及牙龈出血——各种口腔、牙齿和牙龈问题。我们并不常谈论这些症状，因为到了我们这个年龄，假如你有疼痛或不适，可能会想，好吧，大概只是因为老了，也许

就会变成这样。你可能会查找关于症状的信息，心想，哦，我妈妈有关节炎，或许这是关节炎。很显然，最糟糕的事情就是用谷歌引擎或者上网盲搜。如果我在谷歌上搜索心悸，不妙！我会盯着看二十分钟，心想：我真的要心脏病发作了。

所以，我希望假如你读了这本书，而你是一位处于围绝经期或绝经年龄的女性，不管几岁，你也许会逐渐理解一些情况，并对自己的症状感受好一些。另外，心悸是值得好好检查的，但我希望你能够读进去这本书，这样你就能意识到发生在自己身上的事。假如到目前为止，你身上并未发生什么，那就准备好迎接突如其来的一切。这就是我的梦想。

知识就是力量。我会不停地这样说，我希望你能够获得所需的所有信息。了解了这些，就能拥有它。我们将面面俱到，逐一奉上。

你所了解的更年期症状，以及没
有人告诉过你的一些症状

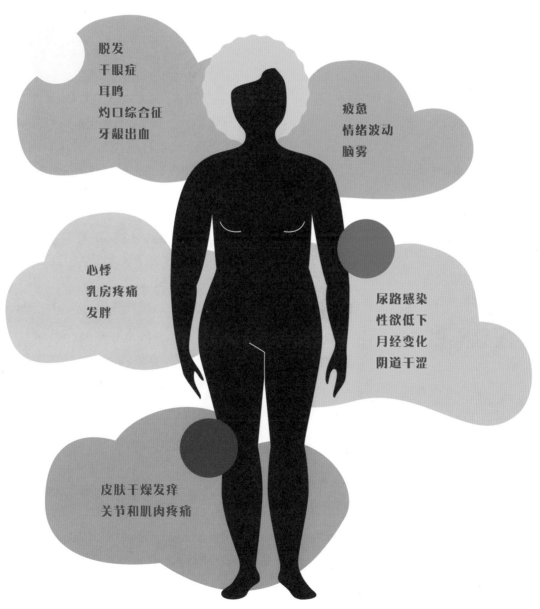

脱发
干眼症
耳鸣
灼口综合征
牙龈出血

疲惫
情绪波动
脑雾

心悸
乳房疼痛
发胖

尿路感染
性欲低下
月经变化
阴道干涩

皮肤干燥发痒
关节和肌肉疼痛

感 觉 燥 热 、 燥 热 、 燥 热

（ 肯 定 不 是 正 面 的 意 思 ）^I

火烧火燎的感觉。就像你的体内有颗彗星，以极快的速度在身体内穿梭，非常热。它可以是一种非常突然的感觉，我想也许类似于男性的勃起——你永远不知道将会发生什么，没有节奏或理由，突然之间就被架在火上烤了。

最尴尬的事情：第一，它会令你面红耳赤；第二，你会开始流汗。有些人会"胸口出汗"，有些人会乳头出汗——我的意思是，有些人甚至会胯部出汗。胯部出汗太可怕了。为什么我们会在那些地方出汗？这也让女性不敢穿自己想穿的衣服，因为害怕露出汗渍。

但我认为关于潮热最可怕的事情是，当它发生时，并不有趣，但我们有时会尝试为它找借口，并弱化它的存在——"哦，我只是感受到了潮热！"——身边的人也许会拿它开玩笑。他们以为自己是在和你一起说笑，

而实际上，这一点儿也不好笑。当它发生时，你只会想，身体到底发生了什么？你的注意力并不在会议上，也不在自己刚刚说了什么上（你甚至无法记得说了什么，因为你的脸火烧火燎），也不在约会上——你什么也思考不了，除了想摆脱这个无比尴尬的时刻。

我必须得说 HRT 完全治好了我的盗汗，我认为大部分女性，假如她们开始用 HRT，都可以完全控制好潮热的情况。

还有一种即将面世的药物也可以控制好潮热。这也将改变诸多女性的生活方式，尤其是那些无法采用 HRT 的女性。因为潮热确实令人无力。

I　此标题原文为FEELING HOT HOT HOT，HOT在英文里有"热辣、性感"的意思，但此处指更年期的潮热，所以说不是正面的意思。

"就像有人在我的肚子里点了一把火。"

——妮古拉

大约有 4/5 的女性会有潮热或盗汗[6]，很多人分享了自己潮热发生的时间和地点。像妮古拉，她的第一次潮热发生在四万英尺的高空。

记得我的第一次潮热发生在四年前，当时我在飞机上，感觉灼热从胃里升起，就像有人在我的肚子里点了一把火。我让丈夫站在过道上，掩护着脱下裤子的我。

天哪，我真的觉得超级尴尬！

"这太可怕和尴尬了。"——凯蒂

然后要说的是凯蒂，在她 27 岁时，被告知快要绝经了。潮热是最早出现的信号。

我是什么时候开始的呢？ 26 岁时，我会在半夜醒来，发现自己浸泡在汗水中。这非常可怕和令人尴尬。我不得不垫着毛巾，还得时不时换睡衣。我以为是因为最近搬家了，新的住处比上一个房子隔热效果好，所以更暖和。

工作时，我坐在办公桌前会突然感到潮热。我会环顾四周看看其他人是否一样热，满心疑惑。在我 27 岁时，妇科医生告诉我，我快要绝经了。

在这么年轻的时候，被告知这个情况，肯定是一个可怕的惊吓。凯蒂，感谢分享这个故事。

现在是科学小知识时间：为什么会发生潮热？

有人认为，缺少雌激素会影响下丘脑，这一部分的大脑帮助调节体温。当这一过程被破坏时，大脑会以为身体过热，从而导致皮肤表面的血管扩张，试图给我们降温。而这就造成了潮热。

另外，我们的身体试图用出汗的方式让我们降温。食物和饮品也可以引起潮热，或使情况更糟，比如说酒精、辛辣食物，甚至抽烟。

寒战

不，相信我，你没把冷冻室的门打开。

与潮热相反的情况是完全有可能的。寒战是突然的哆嗦和寒意，以及全身冰冷的感觉。寒战会突然发生在潮热后，或单独发生。

更年期愤怒：

它很吓人，对大部分经历更年期的

女性都是如此

我真的不是一个大吼大叫的人。正如我之前所说的，我在围绝经期时的表现令我和孩子非常沮丧。我认为对于我们中的很多人来说——假如我们通常是被动的，不喜欢喧哗，也不易发怒——突然间爆发会非常吓人。

就我个人来说，这些怒火经常不知从何而来，我会瞬间怒气冲冲。一些通常情况下并不会令我恼火的事情，会让我非常生气。我不得不练习回避，过一会儿再回来。这很可怕。

这并不是一直发生的，而是变化不定的。有时，它突发而至，通常是送孩子上学前我努力把孩子们塞进车里的时候。我感到非常伤心，我会看着孩子们的小脸，因为他们可能会想：这是谁啊？我痛恨自己，我不理解自己身上发生了什么。

"我似乎完全丢失了自己。"——雅克

其中一位分享故事的女性是雅克，她因为乳腺癌治疗绝经了。

她说自己因为化疗"一下子绝经了"。对她而言，目前最糟糕的症状是情绪波动。

治疗前，我已经发生了几次潮热。但在治疗结束后，症状更明确了。四年后，我仍在挣扎。

迄今为止，最糟糕的症状就是可怕的情绪波动：感觉心如死灰，我似乎完全丢失了自己。

我向我的全科医生抱怨过几次情绪波动，但他们尝试给我抗抑郁药物，我拒绝了，因为令我心情沉闷的是绝经，我并不想要也不认为自己需要抗抑郁药物。

得乳腺癌之前，我的人生就像酒后畅快淋漓的人生；而得乳腺癌后（绝经），我却清醒了过来。

我感到所有的幸福快乐都被抽干了。偶尔，我会觉得有些开心，但总体而言，都觉得平淡无奇。我讨厌这种感觉，我只想找回以前的自己。

我感到自己注定会成为一个坏脾气、易怒的老妇人，而我只有49岁。

这令我伤心。我很难过你有这种感受，雅克。给你个大大的拥抱。假如雅克的经历听上去非常熟悉，你们之中有很多很多人正在经历这一切，我保证，你们不会发疯。

我们的生活是如此疯狂和忙碌，有很多原因令我们看上去心力交瘁。

但不管从事何种工作，身处的关系如何棘手，要怎样手忙脚乱地让孩子去上学，或面对着多少问题和任务，情绪不会一直都是低落的。有时，其实是体内的化学物质造成的。

雌激素调节大脑的神经传递素。当它被破坏时，会影响情绪和健康。

我 的 月 经 怎 么 了 ？

我的月经周期是 28 天，像上了发条一样准时。然后，发生了一些相当微妙的变化，月经持续的时间延长了一天。通常情况下，出血时间在 3 ~ 4 天，接着就变成了 4 天出血，血量也大了一些。因为之前是如此精准，每个月都一样，我有些不太确定发生了什么。

我真的不知道为什么会发生这样的情况，但很明显，这些改变在围绝经期是正常的，因为激素的变化。

假如你遭遇了经前期综合征，请按照娜奥米医生说的去做，留意你的一些常见症状——假如情况变糟的话，有可能是围绝经期的早期信号。

在围绝经期，月经发生变化是完全正常的，到了绝经期月经就会停止。月经的频率可能会变高，也可能会变低；出血量会变少，也可能会变多。假如你的出血量变多，在两次月经中间或性行为后有出血情况，请咨询医生。

阴道干涩及其他与阴道相关的症状

这是一个大问题，却鲜少被提及。但谈论它非常重要，因为它是围绝经期和绝经真正常见的症状。我们不太谈论它，因为会觉得尴尬，会想，哦，这是引起它的原因吗？或许我们拿它无能为力，或是我的阴道永久闭合了，我现在不可能再有孩子了。但答案是：否。没有理由，我们余生不再能拥有柔韧的阴户和阴道。我们只是需要谈论这个问题，因为解决方法真的真的很简单。

很多女性阴道干涩时所遇到的其他问题没有发生在我身上——尿路感染、失禁及其他情况——但我上完厕所后擦拭时，也遇到了阴道干涩的问题。因为不够湿润，没有足够的天然润滑剂，擦拭时有些摩擦感。我开始觉得疼痛，每一次上厕所时，都会刺痛。显然，整个带来快感的区域——不管是自我取悦，还是和伴侣一起——都变得很痛。HRT 帮我完全解决了这个问题，但我不排除假如情况有变，的确需要一点额外帮助的话，我可以很容易地解决它。

雌激素可以保持阴户和阴道组织细腻有弹性。而雌激素下降会让组织变薄、失去润滑，因而感到疼痛。所以，正如我所说，结果就是——上厕所、发生性行为、坐着——都很疼。缺少雌激素也会带来泌尿系统的问题，比如压力性尿失禁，这我肯定有——当我大笑的时候、举重物的时候，尿液会不自主地流出。夜间尿频是另一个问题，这是我起夜的主要原因。所以，有很长一段时间我的睡眠都是支离破碎的，这令人难以置信地沮丧。时断时续的睡眠意味着，你没有一个晚上是睡好的，这也不利于你的大脑功能。低雌激素水平也会让你更容易得尿路感染——你知道这些有多可怕！

所以，假如这些于你而言听起来很熟悉的话，意味着你马上需要一些帮助和建议，你可以跳过这些，直接看第 8 章：干涩阴道独白。它覆盖了你所需要知道的一切，关于如何识别、治疗和打败阴道干涩和尿路感染。

别担心，这些都会好的。

性 冲 动 消 失 ？

对性功能而言，雌激素和睾酮真的非常重要。在围绝经期时，当激素水平波动，你会注意到性欲急剧下降。也许你对爱抚不再那么敏感，或经常没有心情，假如你的绝经是因为手术或治疗引起的，情况会尤其突出。

即便你的大脑在说"来吧，让我们来一发吧！"你的身体也会说"不"。之前提及的阴道干涩以及尿路感染之类的症状，会成为美满性生活的障碍。还有一些别的情况，比如潮热或者腰部突然堆起来的"游泳圈"：对我们的自尊心很不利，也会影响性欲。

别忘了我们有多筋疲力尽，因为我们每晚会起夜五次，上厕所，出汗。白天，家里的青少年、幼儿或疯狂的工作——所有的一切，让我们忙得马不停蹄。

通常情况下，当家里孩子还年幼，尤其是在婴儿期时，你的性欲会受到打击。但经历了围绝经期，你的性欲会减弱，而你甚至都没有真正注意到——它发生的进程非常缓慢。

采用 HRT 之前，我感到自己的身体发生了很大的变化。睡眠不足让我非常疲倦。那段时间，夜里时不时醒来让我筋疲力尽，它真的影响了我对身体的感受，从而也影响了我对性生活的感受。

最近，我和一位经历更年期的同伴聊天。她与先生在一起多年，一直有着非常健康的性生活，这在他俩的关系中起着重要的作用。而现在她非常沮丧，因为她感到性欲消失了，但她的先生一直有着同样的欲望，他无法理解为何妻子不再接受他了。他感到沮丧、被拒绝、不被爱和困惑。而她怀有罪恶感，因为身心崩溃，无法再有之前的感受，这给他们的关系造成了巨大的压力。

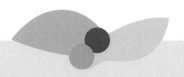

一名南亚人士看更年期的角度

尼加特·阿里夫医生（DR NIGHAT ARIF）

一位特别关注女性健康的 NHS 全科大夫

与你在杂志和报纸上看到的不同，更年期并不是一个白人、中产阶级和西方的现象。

在英格兰和威尔士，14% 的人口是少数族裔。即便如此，对于少数族裔人群更年期的经历仍缺少认识、理解和研究。作为一名全科医生、英籍穆斯林和女性，我非常明白有大量原因导致对少数族裔群体更年期的关注不够多。

首先，更年期对于我的诸多同事而言是一个盲区——很多人缺少足够的培训，去完整地理解更年期及其影响。

其次，假如我们具体地去看少数族裔女性的经历，就会发现围绕女性健康的是耻辱、污名和禁忌。在一些社区中，公开谈论月经，甚至响亮地说出"阴道"这个词都是完全不可想象的。

宗教也影响了女性去寻求帮助。有些人认为健康问题是来自真主的考验，或是你对自己信仰忠诚度的一个证明。

在寻求帮助时，还会遇到语言障碍。对于母语非英语的女性来说，很难准确表达自己的症状。在某些文化中，更年期没有跨越语言障碍，女性很难用西方教育体系下的医生所能理解的术语来表达自己的症状。在我的母语印度语和乌尔都语中，没有"更年期"

这个词的对应词。最接近的词是 banjee,
意思是"贫瘠的"。而依赖亲戚朋友翻译,
只会增加尴尬的程度。

更年期的心理症状,如低自尊和低自信,
常常没有合适的翻译,而身体症状如疼痛、
干眼症以及耳鸣是我经常能从少数族裔女性
那里听到的。但因为缺少对更年期的认识,
也不了解它与激素的关联,女性意识不到它
们之间的联系。西方教育体系下的医生会将
病痛归因于类似纤维肌痛这样的问题,并把
它当作肌肉骨骼病症而非更年期来处理。在
西方,很多更年期的说法都是围绕着潮热,
但跟一名来自巴基斯坦的病人说潮热会效果
迥异,因为那里的气温可以达到 50 摄氏度。

我们应该如何改变对话,使其具有更强
的包容性呢?

对我来说,Tik Tok 开始成为一种教育
大众关于更年期知识的重要工具。疫情封闭
期间,我开始制作关于新冠肺炎的视频。一
夜之间,那些主要因为更年期症状关注我的
女性突然停止了就诊,我想要找到一种方式
接触到她们。

Tik Tok 的好处是,它很短并且可以分
享。我制作了一些女性自己可以观看的短视
频,女儿和儿子们也可以分享给他们的妈妈、
姨妈和祖母,从而让这种讨论进行下去。

有时,我在社交媒体上会受到来自我自
己的社群的羞辱,说我所做的事情在某种程
度上有悖于伊斯兰教,或者我谈论的话题应
该保持私密。

但是改变必须来自内部,假如像我一样,
你是一个穆斯林或者来自一个没有被包括进
主流更年期对话的社群,你可以做一些事情,
不仅给自己力量,也帮助社群中的其他女性。
我们想要自己的声音出现在主流中,并且不
被视为"他者"。

做你的研究,并且用它来帮助别人。我
是一名临床医生,会用自己的专业帮助乌尔
都人和旁遮普人。假如你拥有语言技能,可
以用它来教育自己身边的人。

在你的小核心圈子里,将谈论更年期视
为正常的事,彻底停止那些宿命论的说法,
比如说"我的妈妈忍受了它,所以我也得
忍受"。

谈论健康护理没有什么可羞耻的,没有

什么应该成为禁忌。

看看我：我是一个 38 岁、喜欢 Tik Tok 的女性。我一点儿也不羞耻，因为假如我们未来的女儿们需要经历我们的祖母、母亲、我们的同伴以及我们自己所经历的，就

太糟了。

然后，就是我最后的观点。拥抱社交媒体：不要害怕！它可以是一种真正的善的力量，也是一种让更年期信息代代相传的方式。

脑雾，或者换个说法，"我刚才说过了吗？"

很难向没有经历过围绝经期的人解释什么是脑雾。到了 40 岁中期，或 40 岁出头，或 30 岁尾声时，我们都过着一个有分量的人生。或者有年幼的孩子，或者事业有成，或者是社会组织的一员，投身于慈善事业。不要紧，当我们到了这个年龄，一般来说，都过得还不错。你是一位有价值、有生产力的社会成员，也是可靠的。被要求做事时，你总会准时出现。

脑雾对我来说，是一件非常可怕的事情，因为我是一位依照清单行事的女士。我非常有条理。我可以同时进行多项任务。突然之

间，我没去参加朋友家的晚餐聚会。甚至，根本就不记得。我忘记将它记在行程中，因为缺席，朋友们纷纷给我打电话："你在哪儿呢？"他们也许一早才刚刚告诉我，我会跟他们说"好的，今晚见"。但放下电话后，我就忘到九霄云外去了。这就是脑雾。

假如你的一位家人或爱人遭遇了脑雾，这并不是她们的错，是激素引起的。你也许会看着她们说，"真的？你忘了吗？"或者"真的？你不记得我早晨告诉过你的事了？"，诚实地回答你：我们！不！记得！

我战胜这种压力的方法是努力带入极大的秩序感。现在我已经忘记了很多事情，所以我的日程本变得非常复杂，几乎把每件事都记了下来。我在手机里写了很多备忘录——那些我担心会遗忘的事情。在别人生日的前几天，我会设置提醒功能，即便这原本是一个我每年都能轻而易举记住的日子。

我开始努力保持生活秩序，比如起床、收拾床铺、打扫房子，因为我觉得"清理房子就是清理头脑"。这些小事真的帮了我。

一天上午，我坐在车道边，看着一些草，心想，像这样一大片绿油油的东西叫什么？不是草（grass）的复数形式……我记得草的单词，但有很多很多的草时，叫什么？我绞尽脑汁，啊，脑子里空空如也。一片空白。我惴惴不安，这真的太可怕了，我都想不起来这是什么。大概六个小时之后，我想到了：草地（lawn）！是这个词！

任何在读本书并有此经历的人，请不要担心——这发生在我们所有人身上，我们有很多自救的方法。

脑雾是一个伞状术语，包含所有与记忆相关的症状——健忘，搜索句子、寻找合适的词汇时脑子一片空白，或仅仅是感到脑子宕机。

"我取得了英语语言文学学位……但仍需费尽力气去寻找合适的词汇。"——乔安妮

你们很多人都分享了自己的故事，在家中、关系中、工作中，脑雾都是令人头大的。乔安妮和我们取得了联系，并善意分享了自己的故事。

她是一名单亲妈妈，带着两个儿子，一直以自己"极度独立自主"为荣，但脑雾令她挣扎不已。

45岁时，我发现自己精力不足，认知能力也不如之前敏锐。我取得了英语语言文学学位，但仍需费尽力气去寻找合适的词汇。

我非常独立，在自己的学术和交流能力上也一直非常自信，而这令我非常焦虑。我从表达自如变成张口结舌——这很吓人。

我想也是，乔安妮。这真的非常吓人，因为这完全不像你。当你想到这不是我，我身上发生了什么的时候，这太吓人了。

所以，为什么会发生脑雾呢？雌激素有助于记忆、认知和语言推理，（当缺少雌激素时）你可能会走进一个房间，却全然忘记自己来此的用意。事实上，一项研究甚至表明，更年期会影响背诵短文或一串数字这样的任务。[7]

疲劳和睡眠不足：当数羊不再奏效

下一个症状令我非常非常崩溃。它很可怕。缺少睡眠极其有害健康。它不仅影响我的心情，还带来了脑雾，让我感到疲惫、健忘、恼怒和生气。我每晚需要7~8个小时的睡眠，原本我属于头挨到枕头、眼睛闭上就能睡着的人。但现在，我一个晚上会醒6~7次，盗汗最严重的时候，我不得不起床换床单。打一小会儿盹后，又得上厕所。然后，床单又让人不舒服，我又开始换，要不然它们就会湿透了。

第二天，我看起来像一只沙皮狗。直到给自己抹上厚厚的润肤霜，才看上去正常一些——我抹得那叫一个多，假如你想拥抱我的话，我能"刺溜"一下滑出你的怀抱。

潮热和夜尿会让睡得最熟的人从沉睡中醒来，比如我。睡眠问题也与焦虑相关，它会导致早醒、辗转反侧、浅睡或一晚醒来几次。假如我连着好几个晚上没有睡好，第二天我会报废。你明白我是什么意思吗？

游 泳 圈

我的天。更年期到底发生了什么，会让你一觉醒来就发现腰部增加了几两赘肉？这些为什么会发生？为什么长在腰上？到底发生了什么？

这是个问题。还有背部脂肪，对吗？被文胸带勒出来的一坨背部脂肪。还有腋下、文胸带旁边、肩膀上的脂肪包，都是怎么回事？

在我还年轻的时候，假如我胖了一点，会想，哦，我没法穿进原来的牛仔裤了。我知道自己该做什么。我会锻炼，或者三天之内管住嘴——赘肉就消失了。

有了孩子以后，我成了健身达人。我遇到了杰基和马克，他们让我的外貌和运动方式发生了翻天覆地的变化。我开始一周训练三次。一切都改变了。在我30多岁的时候，

当我稍微有点发胖时（我总这样，体重忽上忽下），我就会增加运动量，然后体重就会下降。

我生了一个很大的宝宝——切斯特有5.1千克——当时我的肚子非常大，但我成功地减肥了。然而，在过去的几年里，我不知道发生了什么，减肥变得非常困难！我想可能是因为新陈代谢——我们存储脂肪的方式发生了变化，年纪越大，脂肪都堆积在腰部。可爱的翘臀不见了，来了"游泳圈"！这块脂肪非常顽固，就像骡子一样顽固。我知道，这个时候，我们很多人都在和体重作斗争，这非常令人沮丧。人们经常问我："HRT有没有让你变瘦？"诚实地说，并没有。但它能做的是，把能量、动力和积极的观念还给你，而这些能促使你去运动。这有些复杂，假如你的生活方式发生改变的话，你会发现体重也会减轻（即便不运动也能做到）。

我知道这很艰难，而且会增加更年期时没有存在感的感受。假如我们任其发展，也会有损长期健康：腰部囤积肥肉会增加患糖尿病、心脏病和癌症的风险。

之后，我们会聊聊锻炼，以及如何找到锻炼的能量和激情，从而减去腰部的赘肉。我指的并不是跑马拉松，而是我们所有人都能做到的——以及坚持。

手肘、肩膀、膝盖和脚趾

"手肘、肩膀、膝盖和脚趾，膝盖和脚趾……"[I]我知道这和原来的歌词不太一样，但这最恰当地表达了我接下来想说的，就是一旦进入围绝经期，所有这些小地方都可能突然出现零零碎碎的不适和疼痛。

正如我之前提到的，生了孩子以后，我开始运动，变得非常健康。我一直以身体强健出名，也非常喜爱运动。突然之间，身体某处就开始出现小的拉伤，还有小腿肌肉扭伤。我两只手拇指的肌腱都发生过几次扭伤，需要十二周的康复时间。

我们都会变得病恹恹的，也会感到不再年富力强，当我们俯下身体穿鞋时也许会发出气喘吁吁的声音。但请记住，所有的一切并不一定意味着变老，也有可能是更年期的缘故。

I 此处模仿了教儿童认识身体部位的儿歌，原来的歌词是Head，shoulders，knees and toes（头、肩膀、膝盖和脚趾）。

雌激素就像是
我们关节和肌肉的润滑剂，
使它们灵活、柔软。

约有一半女性
在更年期会经历关节疼痛[8]

"我了解自己的身体，有点儿不对劲。"

——洛琳

对洛琳——一位分享自己故事的私人教练——来说，疼痛是事情发生变化的第一信号。

当跟腱、膝盖和肩膀开始疼痛时，我意识到自己的身体有问题了。作为一名私人教练和耐力运动爱好者，我了解自己的身体，有点儿不对劲。

愤怒和焦虑接踵而来，像一片乌云笼罩着往日那个积极的我。幸运的是，我自己做了调查，也给了全科医生压力，在接受了两年抗抑郁药、核磁共振和可的松注射后，我最终获得了 HRT。如果自己不做研究的话，我就不可能知道发生了什么。

我将一如既往地畅所欲言，帮助教育和支持那些没有像我一样抗争的人……我们不应该独自承受这样可怕的事情。

洛琳，非常感谢你说自己会一直畅所欲言和分享知识。你非常棒，我们的确应该支持彼此，而不是独自受苦。你说得非常准确。

剧烈头痛

我非常幸运，因为我从未真正地经受过这种痛苦，但我知道很多很多女性都有此遭遇。假如所有的症状都让你有些头痛，或许是有情况了，因为波动的激素与更频繁、更痛苦的偏头痛有关。围绝经期和绝经期也不例外。

假如你之前有过偏头痛，现在的疼痛会更频繁和剧烈。又或者，这是你第一次有此经历。假如你在之前的激素波动期也遭遇过偏头痛，例如青春期、服用避孕药期间，或者孕期，现在你会发现自己对疼痛更加敏感。在正确的治疗方案下使用 HRT 一般不会使偏头痛恶化，而是会改善状况。

"我以为自己得了脑瘤。"——维多利亚

维多利亚 39 岁时，月经开始变得不规律了。她以为自己怀孕了。但后来，盗汗开始，还伴随着持续的头疼。

头疼一般在一侧尤为严重，以至于我以为自己得了脑瘤。话说到一半，我就忘了自己要说的话。所以，我就刻意不做主动发起对话的人，以免看起来太蠢。

我到全科医生那里去确认我的激素水平是否正常。全科医生认为我太年轻了，不可能是围绝经期。我也去检查了头疼，但它也没有被诊断为围绝经期的症状。在和别人简单地交谈和翻看了一些书籍后，我开始想到自己是围绝经期。我无法和自己的母亲对比，因为她没有症状，我有时为此感到非常孤单。

我还有比较严重的焦虑，所以不太相信自己的判断，我会把所有事情都记录下来，因为我很容易就会忘掉。我差点就想到抗抑郁药了，因为不知道拿自己怎么办。

但最后，我知道自己不需要它们。在症状出现了五年后，我最终鼓起勇气，回到了全科医生那里——现在，我开始用 HRT 了。幸运的是，我很快就感受到了它全部的好处——在写这篇文章的时候，我只用了十二天。

维多利亚谈到自己在 39 岁时出现了月经不规律的情况，39 岁是非常非常早的，但并非不可能。越来越多与我交谈的女性都在 40 岁之前出现了围绝经期的信号。不要

无视这些信号。

维多利亚，感谢你分享自己的故事。真心希望你开始感受到 HRT 的益处，由于症状失去五年时光是非常残忍的。我真希望雌激素能起作用。假如在 HRT 中，你完全没有感觉到激素起作用，这是因为医生们通常会在开始时使用很少的剂量。假如你没有感受到任何作用，可以咨询医生是否可以提高剂量。

让 我 们 谈 谈 乳 房

怀孕的时候，我的乳房变得非常丰满。我是说，一夜之间从 B 罩杯变成 D 罩杯，就像被气泵吹大了。在围绝经期之初，同样的事情发生了。我不知道是什么情况，但肯定又是激素在作祟。

因激素而膨胀的乳房让我觉得自己老了。乳房变大，却不是为了给婴儿哺乳。当我的乳房变成硕大、肿胀、疼痛的更年期乳房时，我觉得自己也老了。我无法解释原因，我想有些人会有同感。由于我的激素一直处于紊乱状态，导致身体水肿，使得乳房忽大忽小，在围绝经期，我的乳房有时会疼得要命。还是说回文胸尺寸吧！我的乳房会增大一或二个码——谁会在抽屉里放三种尺寸的文胸？这太费钱了。

接近绝经时，你的雌激素水平会暴跌，乳房也开始从"产奶工具"进入下一个阶段。不要郁闷。你的乳房在停止产奶后同样可以很有趣。

乳房中的组织开始萎缩，弹性减弱。你也许会注意到，乳房开始变得不那么硬挺，有些下垂。我想说的是，从生完孩子那一刻，乳房就开始变软和下垂了，但这也是绝经和围绝经期的一个信号。既然聊到这个话题，假如你还没有这么做的话，请定期检查乳房。乳房检查永远都没有足够的时候。每一天，每次淋浴的时候——请检查一下它们。

我很喜欢我的浴室。它对我来说是一个充满和平、宁静的地方。我放松和喘气的方式，是往浴缸里倒上大量的宝滴泡沫浴液，然后美美地泡上很久。（我是 20 世纪 70 年代的孩子，这令我想起自己的童年。我不知道制造商在里头放了什么，它是酸橙绿色，它的香味让我想起了很多很多的快乐时光。）我喜欢在晚上泡澡。有时，如果要工作，我就会在一早淋浴。但我随时随地都会检查自己的乳房——不管是淋浴还是泡澡。只要在有水的地方，我就会检查自己的乳房。

登录 nbcf.org.au，或者 NHS 官方网站，有非常好的乳房检查指南。[9]

知道什么情况下乳房是正常的。

观察乳房，感受它们。

知道要留意哪些变化——包括褶皱、凹陷、皮疹或发红。

发现任何变化，请马上告知医生。

假如你的年龄在 50 到 70 岁，请进行常规筛查。

触电感

这是一种我从未有过的症状，但我和一些朋友谈起过。她们说这是一种奇怪的感觉，她们从未将其与围绝经期和绝经联系在一起。它有点像是牛皮筋在皮肤上弹了一下，它也可能和不宁腿综合征有关。你会感到自己的头发下、手臂里或腿里有弹动感。它可能单独发生，也可能发生在潮热之前，十分烦人。它经常发生在床上，是神经系统和大脑之间的信号传递。有时，它们无法传导成功。

心悸

我之前提到过，这是一种让我惊恐的感受，因为我觉得我的心脏跳得太快了，有时似乎漏了一拍，像是心律失常之类的。

心律失常发生的原因形形色色——激动、压力、咖啡因、吸烟——但当它在我身上发生时，我并没有喝咖啡或茶，只是在静静地看电视。后来我去看了医生，他让我戴几天心脏监测器。但我不知道的是——那时，我已经了解了围绝经期的大部分症状，也尝试了一段时间的 HRT——激素水平的改变会加快心律，心悸也会随之发生。有时还伴有潮热。

很显然，假如你有心悸，请一定小心。做好检查，咨询医生。我的症状肯定和更年期有关，因为我检查了所有的项目，从头到脚。问题并不严重，有趣的是，现在这些问题也消失了。所以，认为是激素作祟是完全合理的。

假如你心存忧虑，请去看医生。

牙龈出血或灼口？

与嘴巴、牙齿和牙龈相关的问题，比你想象的更为常见。雌激素水平下降会导致唾液分泌量减少，这可能会令女性口腔干裂，有些女性形容它为"灼口"。她们告诉我，有时感觉整条舌头或整张嘴都像是着火了。

有时，情况更微妙一些。你感觉唾液变少了，这让你想在嘴里含一口水、茶或饮料。

但是，当嘴里的唾液变少时，口腔就会变成滋生污物的温床。通常会被唾液带走或清理掉的细菌在牙龈上停留的时间更长，导致口臭，甚至牙齿脱落。

现在，很多女性在更年期都遭遇了牙齿和口腔问题，她们不知道这是一种症状——其实它就是。压力、疲惫、焦虑和抑郁都会加重症状。

"火辣辣的舌头和口腔溃疡影响着我每一天的生活。"——简

接着出场的是简——她和我们分享了自己的故事。无论何时她嘴里都有 40 多个溃疡，失去了味觉和嗅觉。

与我的朋友不同，我没有潮热这样的常见症状，而是得了舌头灼热和口腔溃疡。因为我的全科医生认为我这不是更年期症状，所以我没能接触到 HRT 或其他治疗方式、替代方案。

现在，我已经度过更年期了：我的舌头不再灼热，但仍然患有口腔溃疡，失去味觉和嗅觉。我觉得处境艰难、孤立无助。

当我和朋友们聊天时，他们说我是"幸运的"。但我的症状令我非常痛苦，也影响了我每天的生活。更年期在各方面影响了女性，我希望其他女性能明白，即使你没有表现出"常见的"症状，也有可能压力山大。

感谢你谈论这些，简。谈论不同的症状非常重要，你并不孤单。很多女性也许没有其他症状，而是经历了和你一样的问题，但这的确是更年期的症状之一。HRT 可以减轻它——它不仅能使你的阴道润滑，也会使你的口腔湿润。

干 眼 症

有趣的是，有一天我去眼科医生那里检查眼睛，她告诉我："哦，你得了干眼症。"我之前从未有过这个问题，这是近几年开始的症状。我的眼睛并不干涩或酸疼，但她说保持眼部湿润非常重要。

每次眨眼，我们都会在眼睛里留下薄薄一层、被称为泪膜的东西，它让我们的眼睛正常、湿润和舒服，令我们的视野清晰。干眼症会令你觉得眼涩和眼酸，但也可能是一种你无法觉察的症状。所以，去看眼科医生非常重要，尤其是当你处在围绝经期或绝经时。干眼症是指眼睛感到疲劳、痒或者怪怪

的——有时可能流泪，尤其在寒冷或大风天气中，别人会以为你在哭，我就有这种情况。

得干眼症的风险与年龄成正比，但围绝经期和绝经会进一步提高风险，因为雌激素有助于泪膜的产生。当雌激素下降时，我们的眼睛会感觉到干涩。

这些是你能做的事情：确保眼睑及眼睑内部保持舒适和清洁，有一些眼药水可以帮助你，所以这种症状是可以治疗的。

干 燥 、 疼 痛 和 发 痒 的 皮 肤

天哪。我痛彻心扉地了解这一点。

你知道吗？胶原蛋白是一种神奇的东西——它就像我们身体的基石。它强化了我们的骨骼、肌肉、皮肤和头发，并赋予其组织。那你知道在胶原蛋白的生成中，至关重要的是什么？来吧，猜猜……对了！是雌激素。雌激素的重要性简直太惊人了。

瞧，我的皮肤不再像 20 岁时那样皮肤紧致。我长出了笑纹、鱼尾纹。我的脸颊更瘦了。假如你注意到自己的皮肤有些松弛，长出了更多皱纹，更粗糙——不要为难自己。你的皮肤正在受到胶原蛋白流失的影响。

研究表明：在绝经的前五年，皮肤会失去大约 1/3 的胶原蛋白。[10] 我们不仅在和胶原蛋白说再见，也在和脂质层说再见。脂质层是皮肤的屏障，起到保护作用。因为这层屏障被破坏了，水分更容易经由皮肤流失。致使皮肤干燥、暗淡、起皮，也更敏感。

假如你遇到了皮肤问题，不要怕——皮肤护理专家卡洛琳·海伦斯（Caroline Hirons）有一些万无一失、干货满满的护肤小技能，稍后奉上（参见第 268 页）。

…… 再 说 说 粉 刺 ？

好像皱纹、松弛的皮肤、双下巴还不够糟似的，你也许还得对付粉刺。（哇！）随着雌激素减少，雄激素——男性激素的统称，如睾酮——开始占据中心地位。雄激素会刺激皮肤中的腺体，也就是皮脂腺，令它们分泌更多的油和皮脂。我们的毛孔会因此堵塞，所以——与长满粉刺的油性皮肤打个招呼吧。

皮肤上像是有虫子在爬

这听起来像是你在卧室里会遇到的情况，蚁走感是指蚂蚁在皮肤上爬行的感觉。头皮和小腿肚是最受影响的地方。这一切又要归结于雌激素，以及皮肤表面脂质层的流失。

"全身上下要么发痒、要么疼痛。"——安吉莉

安吉莉分享了自己在 35 岁时月经停止的故事。她每时每刻都在与随时会袭来的潮热和发痒的皮肤斗争。

我想把自己的皮肤扯下来。怎么能每过30 至 40 分钟，身体内部就灼烧得这么难受呢？不分日夜，简直没完没了。

全身上下要么发痒、要么疼痛。我的性欲消失了。婚姻陷入麻烦。失眠严重，我每晚只能有 3 到 5 个小时支离破碎的睡眠。

安吉莉，谢谢你分享自己的故事。这的确太可怕了。身体出现一个问题——一项改变——就会毁了你的生活。希望你已经找到帮助自己渡过难关的方法。假如没有的话，请继续阅读本书，也许之后的内容会对你有所帮助。

不仅仅是发型糟糕的一天

当你用梳子或手指梳理头发的时候，它们变得易脆易断，头发似乎不再生长了，甚

至脱落。

雌激素下降会影响头发的质地，使头发易断，发际线后移，尤其在鬓角。另一方面，你会发现自己脸上冒出了更多毛发——

那些雄激素（睾酮之类的男性激素）又占据了主导。

假如你注意到了某种脱发模式或秃顶区域，应该去看看医生。

耳 鸣

耳鸣是指一只或两只耳朵有嗡嗡声、蜂鸣声或者咝咝声。在最好的情况下，这是一种时有时无的不便；但严重时，它令人心烦意乱，扰乱你的日常生活。大概有 1/8 的英国人饱受耳鸣困扰，你猜怎么着，在围绝经期和绝经期，耳鸣会更为严重。不幸的是，耳鸣的确切原因还不为人所知。

我得了新冠肺炎之后就有了耳鸣的后遗症。时不时会觉得耳朵里嗡嗡作响，这非常令人沮丧。我不确定，我的耳鸣是由围绝经期还是新冠肺炎引起的。假如你也有耳鸣，我非常能体会和理解。无论你有任何忧虑，一定要去看医生。

组 胺 不 耐 受

遇到娜奥米医生之前，我从未听说过这个症状。未来几年，我们会越来越多地听到它。雌激素和组胺水平之间的相互作用，是一个日益被关注的研究领域。当身体认为自己受到外来入侵物的威胁时，会产生组胺这

种化学物质。一些食物中也有组胺，如西红柿、牛油果、豆类、奶制品、酒精和咖啡因。

你是不是想问，它和围绝经期以及绝经有什么关系呢？一般认为，激素水平的波动

会干扰我们去除组胺的方式，或导致组胺过量产生。有大量症状与组胺不耐受相关，其中很多与围绝经期和绝经的症状交叉重合，比如荨麻疹、皮肤瘙痒、头疼、关节痛、疲劳以及泌尿症状如膀胱炎（膀胱发炎，当你小便时会有一种可怕的灼烧感）。组胺不耐受也会引发呼吸急促、喉咙疼、鼻塞和咳嗽。

> 组胺敏感性问题，是一个最近发现的现象，才刚刚广为人知。矛盾的是，在围绝经期，雌激素水平下降似乎会触发组胺敏感性，而对低雌激素水平的治疗也会引起组胺不耐受。有这些症状的女性，很难找到合适的治疗方式。但治疗通常包括使用 HRT 和减少组胺诱发物，以及可能的饮食调整。

让自己被看见的方法

问题是，到了围绝经期和绝经时，我们感到自己一夜之间消失了。我们对社会变得无关紧要、隐形、无趣、没有吸引力。现在，我觉得法国人似乎是对的，因为法国女性非常棒。即便 70 多岁时，女性仍然昂首挺胸，仿佛她们是最优秀的。并不是因为她们拥有紧致的肌肤，也不是因为做了大量整形手术，看上去年轻，或者因为她们着装时耄耀眼，而是因为她们洋溢着自信。

当你洋溢着这种自信时，人们就会看见你。但问题是，当你到了围绝经期和绝经期时，似乎有人清空了你的信心储备。他们轻而易举地拿走了它，还把它扔掉，留下了一无所有的你。关于如何建立自信，如何让自己感觉好一些，我有一些小窍门。都是一些小事，但我保证会起作用。

首先，**从你的内衣开始**。女士们，听我说，穿五年前的发灰内衣是不对的，穿边角磨损的内衣是不对的，穿不合身的内衣是不对的。文胸和内裤不配套，但它们看起来都很舒适，你就穿上了，觉得没人会看到，捣饬它们有什么意义？嗯……嘿，你会看见它好吗？这样不行。你值得拥有一套配套的内衣，一套精美的内衣或是整洁的内衣。我并不是指让你花一大笔钱的内衣。听我说，有很多不错的公司，生产精美的内衣，价格公道。两年购买一次，不要只是给自己买新牛仔裤。毕竟你每天都得穿内衣，这是你衣服里的"主食"。记住，你每天都要穿文胸和内裤。每！一！天！

我有一些窍门。购入文胸时，同时购入三条与之配套的内裤。这样你连续三天都可以穿配套的内衣了（因为你会穿三次文胸，你总希望有干净的内裤与之配套）。另外，永远不要把干净的内衣和任何非白色的衣物混洗！别让它发灰。女士们，假如它变灰了，就扔掉。千万别认为内衣是穿给男人、伴侣或女朋友看的——这不对。你应该为自己穿上精致的内衣，因为你值得。我有很正式的内衣，也有活泼俏皮的内衣——并不是为男人准备的，而是为了我自己。我会一早起床，心想，哦，我今天心情很好，那就穿上"心情很好"型内衣。这是关于你和取悦你的问题。

有存在感，从**你**想要看见**你自己**开始。清晨时分，我希望你穿上内衣，看着镜中的自己，对自己说："我真是美呆了。"这应该是你开启一天的方式。

然后，我建议你可以穿戴一些与你性格不相符的衣物。你是那种只穿海军蓝、白色、灰色和黑色的人吗？假如是的话，可以穿红色的衬衣。一件衬托身材的红色丝质衬衣，有一点点性感。或者买一副非黑色和灰色的阅读眼镜，试试豹纹印花的。凯伦·亚瑟[I]（Karen Arthur）有一个 Instagram 账号 @menopausewhilstblack，除此之外，她还有一个 Instagram 账号 @luinluland，可以帮助你走出自己的穿衣舒适区。

@luinluland 能帮你在穿衣方面提升一个层次。或者购入一副太阳镜，它仿佛在尖叫"快看我!"，记得买那种让你看起来像摇滚巨星的墨镜。

不要向你的大脑妥协，它让你不要有存在感，这正是你对自己的感受。当你戴上不常戴的墨镜，穿上不常穿的红色衬衣，或者疯狂的靴子，这样混搭不是为了任何别的人。你这样做，是为了自己的感受，是因为它能让你对自己微笑。那种发自内心的、颇感玩味的笑意，你可能会想，能懂我吗？我在干什么？现在，也许你需要很久才会有凯伦或@ luinluland 的自信，但你肯定会有的。

这并不意味着你总是要穿得奇装异服，但你会开始真正享受——正如凯伦所说——

I　导演、制片人、演员，1941年出生。

穿着你的快乐。当你突破常规，人们会说，"哦，我喜欢你的眼镜"或者"我喜欢你的套衫"。

试着不说"我不可能穿成这样"或者"我年龄太大了，不适合穿成这样"。要敢于冒险。这非常刺激，会让你拥有好心情。

接下来的一招是：**有目的的行走**。当你感到没有存在感时，就希望自己走路时无人注意。但我想请你关注自己的姿态，注意自己的肩膀，想想自己脑袋的位置。昂首、直视前方，无论去哪里都加快步伐。

第一是因为，锻炼对你有帮助。加快步速，而不是拖着脚走路，是一件积极的事情。有益于骨骼、心脏以及一切。另外，这个姿态仿佛在传递着"看我"。我们经常会觉得说"看我"是令人尴尬的，千万不要！你是美丽动人的，我想要看见你。挺胸、抬头、戴着你的新墨镜，穿着新鞋，或者穿戴你在时尚杂志上看到的衣物。你以为年龄过大已不适合了。但不管怎样，你做到了……对此保持自信：挺胸、抬头、加快步伐。

第二是跟上潮流。当我们年岁渐长，会倾向于认为某种类型的音乐只属于年轻人。

我很热爱音乐，仍然在收听 Radio 1，因为我想知道时下发布的音乐是什么，新的潮流是什么。幸运的是，我的孩子们也很爱音乐。他们一直向我推送他们认为我会喜欢的歌曲。我喜欢了解新的电台主持人，我喜欢听自己不曾了解的新音乐类型。

我想要跟上潮流。并不是为了显得年轻，而是当孩子们对我说起一些事情，我能觉得，耶，我知道你们在谈论什么。如果孩子们跟我说起我未曾听说过的歌曲或歌手，我很开心他们能告诉我。我会努力记住，万一别人也会聊起呢；或者播放给别人听，向别人介绍这位杰出的艺术新星。我爱这一切。播客也很棒。我也许想要了解更多的名人、时事、专家访谈或商业知识，这是一种教育自己的好方式。跟上潮流，就是要与时俱进，不要对自己说"哦，我不了解这些，我年龄太大了，不可能会知道"。

年龄就是个数字。我们都可以学到新东西，有时我自己也会感到惊讶。我了解到一些新的东西，有时会对我之前从未了解过的事物产生真正的兴趣或热情。现在，我正痴迷于"元宇宙"，它真的让我大开眼界，我沉醉于此，每天都能学到新东西。永远不要停止学习。

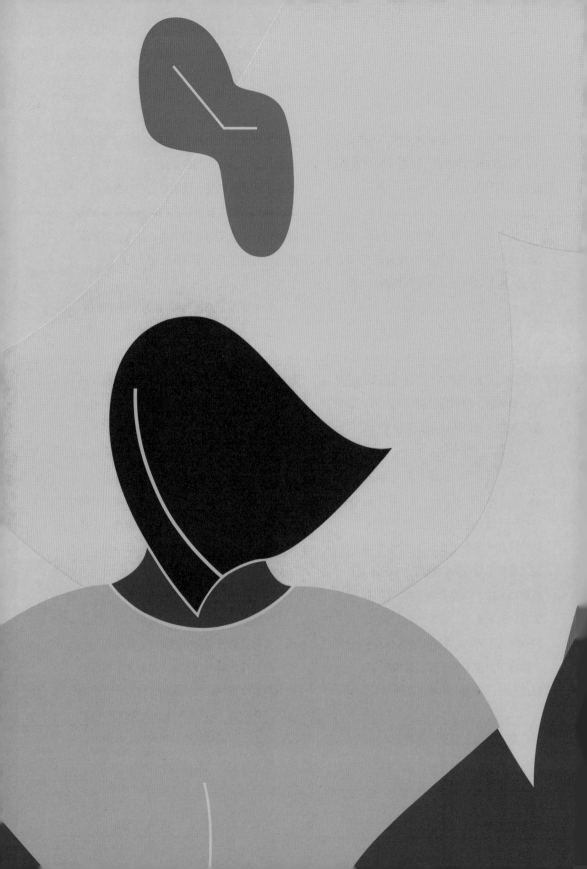

第 4 章

提前绝经
以及早发性
卵巢功能不全

提前绝经
比你想象的要常见。

1/100 的女性在
40 岁之前绝经。

1/1000 的女性在
30 岁前绝经。

1/20000 的女性在
20 岁之前绝经。[11]

我们经常透过中年镜头来看待更年期，比如说我，在 44 岁时，我以为这个年龄对围绝经期来说太年轻了。

我现在才知道，这只是故事的一半。对成千上万的女性来说，绝经发生在 51 岁的平均年龄之前。当它比你预想的早发生几年甚至是几十年时，让人觉得尤其残酷，是一种双重打击。人生刚要变得激动人心——在事业中站稳脚跟、享受友情的乐趣、进入新的关系……然后，你发现自己绝经了。

. . . .

"被确诊后，我松了口气。"——休

这一章是写给休以及成千上万位提前绝经的女士。休 33 岁。分享自己的故事时，她刚刚确诊提早绝经。

从 2020 年 8 月开始，夜间的骤然变热、脱发、头发油腻、睡眠断断续续、情绪变化和记忆缺失发生在了我身上。当我的月经发生变化时，我才决定咨询医生：月经要么提前、要么推迟，持续时间要么变短、要么变长。几年来，我一直在按时吃药，我知道这不应该发生。

我向一位可爱的医生咨询。我告诉医生"我感到自己会发疯和失去理智，请帮助我！"得到的回复是"你没发疯，我们会帮助你"。

在一系列扫描和验血后，历经七个月，我终于确诊了。但我可以诚实地说，被确诊以及知道自己并没有发疯，令我松了一口气。

休，谢谢和我们分享你的故事。提前绝经是一种绝望的境地，因为可交谈的人太少了。但是不要担心，我们都在这里陪伴你。

"我没有告诉任何人，因为我为此感到羞愧。"
——娜塔莎

和休一样，很多人讲述了自己提前绝经的遭遇，包括娜塔莎，她在13岁时就绝经了。

娜塔莎说，她非常羞愧，未曾告诉过任何人她从没有过月经。直到25岁时，遇到现在的先生，她才开始向外求助。

我从未告诉过任何人，因为我很羞愧，觉得自己是怪胎。我还得了侵蚀性扁平苔藓（一种罕见的皮肤病，会引起生殖器溃疡，非常痛），做了子宫和阴道切除手术。

我想我经历过所有人类已知的更年期症状，我仍在努力挣扎。每年都要做一次手术，将粘连的阴唇分开。

我现在45岁了，最近医生给我开了睾酮。这是一次地狱般的经历。我使用了HRT（用了贴剂和凝胶）以及维生素D作为补充，因为我还有骨质疏松。

早发性卵巢功能不全是必须被讨论的问题。尤其是在当下，不能再让年轻的女孩像我一样在沉默中忍受一切。

娜塔莎，我的心为你所经历的一切感到疼痛。我无法想象你的痛苦经历。我在网上与女性们谈到过侵蚀性扁平苔藓，它非常疼，令人身心俱疲，生活艰难。感谢你与我们分享一切；你帮助了很多的女同胞。

想到你在13岁就要面对提前绝经，之后也不能与任何人提起，直到25岁时遇见了伴侣——我痛恨有人觉得自己是孤独的，痛恨有人觉得自己的遭遇独此一份、绝无雷同。我真的希望，阅读本书的一些案例会有所帮助，任何人——无论女性、跨性别男性或是非二元性别人士——都可以认同本书的一些内容，每个人都能被代表。

很多与我们取得联系的人，都热情地表示，提前绝经应该被更多地提及。这一章的内容将包括以下内容

→ 为何提前绝经比你想象的更为常见。

→ 如何觉察它，应该针对它做些什么——为什么治疗对你未来的健康如此重要？

→ 提前绝经的故事：如何被确诊，以及如何渡过难关。

写给你们所有人：

你能被看到。

你很重要。

你能被听到。

什么是提前绝经，它为何发生？

现在，我们知道绝经的平均年龄是 51 岁。"提前绝经"是指 45 岁之前绝经。小于 40 岁发生的绝经被称为早发性卵巢功能不全。正如本章开头的数据表示，提前绝经和早发性卵巢功能不全比你想象的更为常见——1/100 的女性在 40 岁之前会经历卵巢早衰。

它为何会发生？早发性卵巢功能不全的确切原因并不总是很确切，但在大部分情况下是由以下原因之一造成的。

一般来说，我们并不知道为何女性会遭遇提前绝经，以下是一些可能的原因。

自身免疫性疾病 在这种情况下，你的免疫系统错误地认为你身体的一部分是外来入侵者，并且采取了进攻而非保护。有很多的自身免疫性疾病会影响器官，包括甲状腺、皮肤、头发和关节。患有早发性卵巢功能不全的女性和自身免疫性疾病之间也存在相关性。

基因疾病 最常见的一种基因疾病是特纳综合征。如果非常年轻时就被确诊，像特纳综合征这类的基因疾病很可能就是早发性卵巢功能不全的原因。

癌症治疗 化疗或对骨盆区域的放射疗法，会对卵巢产生临时或永久的损害。

移除卵巢的手术 可能由许多原因引起，比如说类似子宫内膜的组织在卵巢这样的地方生长引发的痛苦状态。手术所触发的绝经，会带来更极端的症状，因为激素之源在一夜之间被移除了。

感染 引起提前绝经的感染很罕见，但在一些情况下，腮腺炎、疟疾、艾滋病或结核病也被发现是诱因。

大约二十年前，我被诊断为甲状腺功能减退。怀孕之前，我去医生那里验血，结果发现自己得了甲状腺功能减退。医生说假如我不好好做检查，它会影响我的受孕能力。医生让我服用左甲状腺素。我每天都需用药，过去的二十年中都如此。

我怀孕后，医生加大了用药剂量，因为此时需要的剂量会多一点。但通常我每天服用 100 微克的左甲状腺素，刚刚好能替代甲状腺素。

事实上，这对我非常有效。后来我开始经历围绝经期。44 岁时，我注意到了出汗的情况——但我认为在那之前的两年，也就是我 42 岁的时候，激素就有点儿不对劲了。因此，就医学专家认为我会经历更年期的年龄而言，这有点儿早。

有趣的是，在判断女性是否处于围绝经期时，甲状腺功能减退是需要被考虑的因素。

"我的朋友们在讨论避孕和性……而我踏上了一场无人能够真正理解的旅程。"——奥菲

奥菲在 21 岁时被诊断患有早发性卵巢功能不全——或者在当时被称为卵巢早衰（Premature Ovarian Failure，简称 POF）。在她的故事中，她谈到了这个词——失败（failure）——如何成了她多年的梦魇。

她患有早发性卵巢功能不全的原因不详，但她的医生认为可能是由于自身免疫性疾病。

当医生告诉她，她很可能无法自然受孕时，她意识到了诊断的严重性。后来，当奥菲谈恋爱时，她和对方聊到了卵子捐赠，但她说自己还没有准备好考虑这个问题。24 岁时，她开始使用 HRT。

当时我尚且年轻，还无法理解这一切的影响。我爱孩子，至少想要四个！回头看，症状开始时，我还在上中学，感受到了潮热的痛苦。生活很艰难，尤其在我的故乡爱尔

兰，并没有太多医生遇到像我这样的年轻患者……没有人能够帮助我，我的症状越来越糟糕。

我感到非常孤独。当我的朋友们在讨论避孕和性生活时，我踏上了一场无人能够真正理解的旅程。然而，我决定放手一搏，情况慢慢变好。神奇的是，26 岁时，我怀孕了。我欣喜若狂，珍惜怀孕的每一天，明白它弥足珍贵。我停下了 HRT，怀着我的女儿直到足月。

我努力避免重新使用 HRT，希望自己能够不再受到绝经的困扰。但极度疲倦、焦虑和关节疼痛这样的症状又"砰"的一声回到了我的生活中，我又开始采用 HRT。

现在，我使用 HRT 已经有十三年了。假如你使用的剂量和成分是正确的话，它会改变你的生活，会让你觉得重新做回了"自己"。贴剂拯救了我！我热爱运动，想要尽兴地享受人生。为此，我需要 HRT。

绝经对很多女性来说，是一段十分寂寞的时光。而提前绝经尤为如此。为自己找到一位能够理解你的医生。对那些仍在遭受痛苦的人，请知道你们并不孤独，世界会向你们伸出援手。

奥菲，感谢你将故事分享给我们，感谢你的故事中鼓舞人心的结尾。对很多女性而言，这是一段非常艰难的时光，而提前绝经尤为如此，有此境遇的女性不多。但有很多人会支持你——只需上网，找到同样处境的人们。

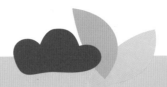

娜奥米医生：

诊断提前绝经

或早发性卵巢功能不全

听到自己被确诊早发性卵巢功能不全或提前绝经，是令人猝不及防和不安的。假如没有得到治疗，它将会影响健康，所以及时的诊断非常重要。

假如你在 40 至 45 岁，医生应该会了解你的症状、病史和家族史（提前绝经有时是，但并不总是家族遗传的），并寻求排除症状的其他潜在原因。你应该通过验血来检查促卵泡激素（follicle-stimulating hormone，简称 FSH）和雌二醇水平。医生还可能通过其他检查来排除导致症状的其他病因，如甲状腺功能测试、维生素 D、全血细胞计数等。

激素验血是对某一天的激素水平进行检测，所以，六周后需要重复检测以得到更准确的结果。请记住，哪怕"正常"的验血结果也不能完全排除确诊的可能性。假如你出现了典型的症状，但验血结果正常的话，仍需要治疗。

假如你还不到 40 岁，那就需要更大范围的检查了，最理想的情况是，你的医生会将你推荐给一家更年期诊所，那里对治疗早发性卵巢功能不全具有丰富的经验。你可能还会经历其他检查，用以排除导致症状的其他病因以及明确早发性卵巢功能不全的原因。检查通常包括：自身免疫筛查、甲状腺功能检查、激素全套以及基因检测。你也许还会经历盆腔超声波扫描，用以检查卵巢、子宫和阴道。此外，还应该有骨密度扫描，也就是双能 X 线吸收测定法（Dual Energy X-ray Absorptiometry，简称 DEXA），它可以寻找骨头变薄和骨质疏松的信号，因为提前绝经会增加骨质疏松的风险。

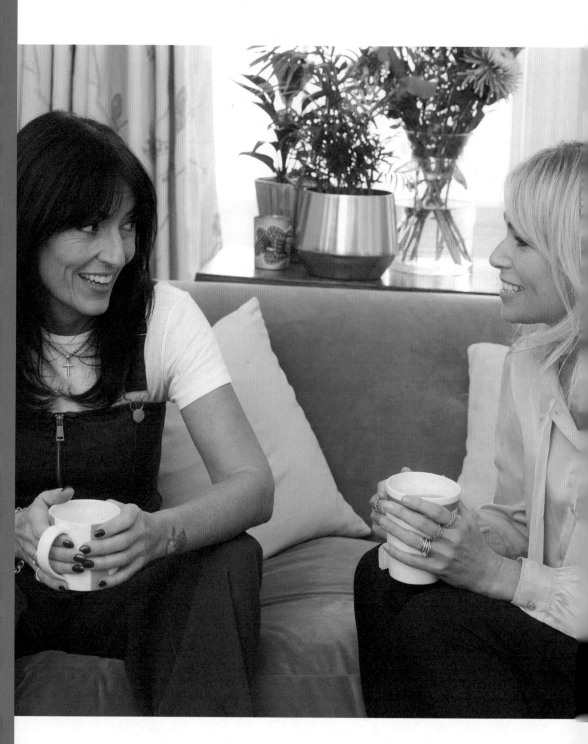

早发性卵巢功能不全的信号有哪些呢?

你可能会经历任何一种更年期症状,假如你小于 40 岁,以下症状会帮助你识别早发性卵巢功能不全:

→ 月经缺席或不规律

→ 受孕困难

→ 低性欲

→ 潮热以及(或者)盗汗

→ 情绪变化 / 经前期综合征加重

→ 阴道干涩或酸痛

→ 尿路感染反复

为什么早期治疗如此关键?

早发性卵巢功能不全会发生在任何一个年龄段,甚至是青少年时期。因为对这种情况的认知很少,可能会被漏诊多年,而早期识别对保护整体健康非常重要。

正如后面几章中提到的那样,HRT 是最重要的更年期治疗方式。它帮助减轻症状,对预防骨质疏松和心血管等疾病都能起到重要的长期保护作用。

对提前绝经,尤其是早发性卵巢功能不全的诊断是至关重要的,因为过早发生雌激素水平下降会增加你患骨质疏松和心血管疾病的风险。

根据 NICE 健康专家的最新指南,患有早发性卵巢功能不全或提前绝经的女性采用 HRT 至少需要持续到 51 岁,这是绝经的平均发生年龄。

手术引起的绝经(卵巢在手术中被切除)可能会导致特别严重和令人痛苦的症状,因为雌激素突然完全消失(还有睾酮的减少)。

当你年轻时,你对雌激素的需求会更高,所以在 HRT 中,需要更大剂量的雌激素。此外，睾酮的缺失会严重地影响年轻女性，所以你可能需要更早开始补充它，并且需要更高的剂量（下一章节中会有更多关于 HRT 的建议 ）。

年轻女性可能更喜欢的另一种选择是复方口服避孕药，其中包含了雌激素和孕酮。众多品牌中，有一些更适合治疗更年期，所以请一定向医生咨询。

生育能力会怎样？

在对早发性卵巢功能不全进行治疗后，大约会有 5% ~ 10% 的受孕概率。[12] 年龄增大后，怀孕概率及卵子的质量都会下降，流产的风险上升。

假如你患有早发性卵巢功能不全，但现在或将来仍想要孩子的话，建议你尽快转诊给生育专家，讨论你的选择。雏菊网络（ Daisy Network ）是一家非常好的慈善机构，它向患有早发性卵巢功能不全的女性提供帮助。

避孕呢？我需要吗？

是的，假如你还有卵巢并且不想怀孕的话。因为 HRT 并不是一种避孕方式。患有长期早发性卵巢功能不全的女性仍然需要避孕，如果她们确实不希望自己怀孕的话。

避孕需要多久呢？

一般来说，假如小于 50 岁，在最后一次月经后，还需要避孕两年。（如果大于 50 岁，那在最后一次月经后，还需要避孕一年。）由于患有早发性卵巢功能不全的女性有很小的排卵可能性，这在一定程度上与其他女性有所不同，您应该与医生讨论这个问题。

一些较好的选项包括：曼月乐环，它可以作为 HRT 中的孕酮；复方口服避孕药，它既有雌激素，也有孕酮。55 岁以后，女性不再具有生育能力，无须避孕。

在过去几年里，我觉得我和越来越多经历了提前绝经的女性交谈过。也许只是因为有更多的人在谈论它，但奇怪的是，感觉这种情况可能变得更普遍。经常是因为医学治疗或手术，女性进入了提前绝经。在某些情况下，这些女性得到了很多帮助，帮助是自然而然到来的。但不幸的是，有时需要她们自己来争取所需的帮助，而这是她们最不愿意做的事情，并且是她们认为自己最无能为力的事情。

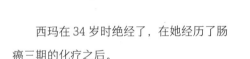

"放疗让我绝经了。"——西玛

西玛在 34 岁时绝经了，在她经历了肠癌三期的化疗之后。

我尝试了每一种抗癌的治疗方式，但盆腔放疗让我绝经了……绝经令我崩溃。我觉得它比癌症更难接受，也更难找到治疗方式。从 2019 年开始，我自费去看专家，之后症状很大程度上被 HRT 改善。

让我们再细细琢磨：西玛认为绝经的治疗比癌症的治疗更难获得。这令我怒火中烧。

听到西玛现在的情况令人欣慰，但听到她在私人诊所才得到了第一时间应有的帮助令人十分气愤。你不应该有同样的遭遇。假如你的处境与西玛相同，你需要尽可能多地了解情况。不要害怕提问，奋力争取你应得到的——回答、建议和治疗。

在你与对方谈论之前，与他人通话之前，把要点记录下来。那样，会面时就不会磕磕巴巴了，你可以清晰而精准地描述自己的需求。

→　你可以向我解释我所拥有的选择吗？

→　未来我需要怎样的治疗呢？

→　我应该去看专家吗？

奋力争取你所需要的，让自己的感觉重新好起来。终究是值得的。

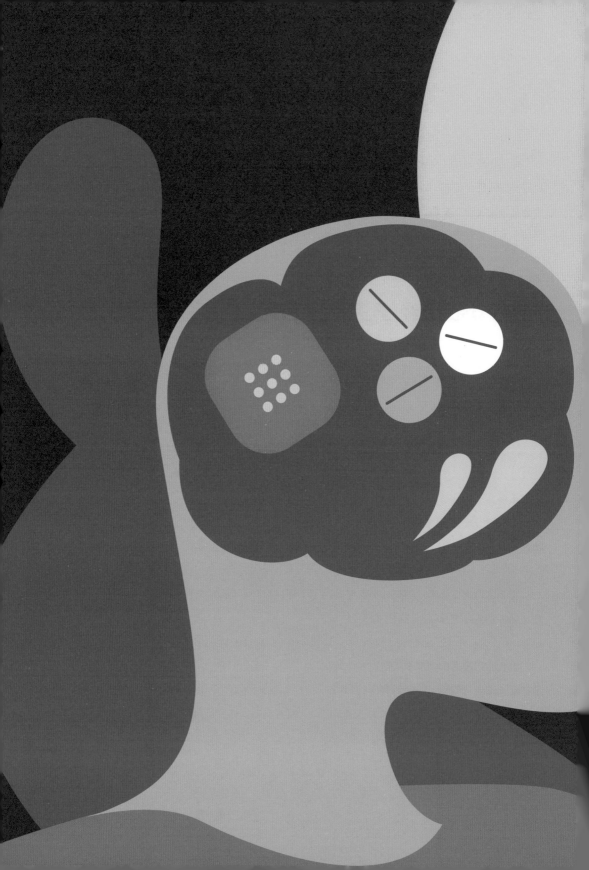

第 5 章

现在进入科学环节：

HRT 揭秘

HRT 帮助我发现自己。

我曾经消失不见，
但又回归自我。

我想要揭开 HRT 的神秘面纱，
使其不再被妖魔化，
从而帮助其他女性找回自己。

只有 1/10 可以从 HRT 中受益的
女性在真正地尝试它。

HRT（激素替代疗法）。三个小小的字母，但对全体女性来说是一大步飞跃。事实上，对于全体人类也是如此。对所有人——甚至包括孩童来说，当女性安然无恙，所有人才会安然无恙。

我无法言说 HRT 给我的人生、给我生命中的人们——朋友和家人带来的变化，给我的工作、我的爱好——我的所有带来的变化。它挽救了我的职业生涯。它令我更加健康——我能感觉到——并且成为更有趣的伙伴。

在采用 HRT 之前，我已经失去了幽默感，失去了我的内核。所以，我希望所有想要以及可以接受 HRT 的女性都可以体验这种重获新生的感觉。我希望她们能够感受到第二春，这是我开始尝试后就有的感受。正如我们从很多女性的故事中听到的那样，有时它能救命。真的。

尽管 HRT 已经存在了半个世纪，我们很多人还不够了解它（我自己也是其中之一，在我开始与更年期搏斗前）。我的意思是，真的，几乎一无所知。只有 1/10 可以从 HRT 中受益的女性在真正地尝试它。[13]

这是一个非常小的比例，我相信主要是因为 HRT 仍被我们认为是"坏的"。因为它的秘而不宣、羞耻感和不实传闻，相信它是由马尿做成的，相信它会导致乳腺癌，认为它是非自然的，（这种误解）也就情有可原了。

但你错了！

HRT 具有完全变革性的作用。它并不会推迟你的绝经，而是让你回归原本的自己。HRT（激素替代疗法）正如它的字面意思所表达的那样：你并没有比之前摄入更多的激素，而仅仅是补充之前所失去的激素。

很多我遇见的女性告诉我："嗯，你知道，我身上出现了一些症状，我睡得不太好，还有一些脑雾，晚上上厕所也很频繁，睡得断断续续，以及各种各样的幺蛾子……我的状况有些糟糕，但我想我还是会再坚持几年，直到真的非常糟糕，然后我就会采用 HRT。"

为什么？你为什么要这样做？你不需要等到自己瘫倒在地，才向医生寻求帮助。有很多很多的迹象表明，假如你及早开始采用 HRT——当你第一次出现症状时——将会有诸多健康上的益处。

说到药物成分，以及采用 HRT 的不同方式，有许多不同的选择和组合——所有这些在近几年都取得了令人难以置信的进展。

我需要你做的是，对所有的事实了如指掌，这样你才可以大步向前——这是我希望你做的，大步向前！——昂首，挺胸，挥舞着写满知识的纸张。这样，你就可以去全科医生那里，告诉他们，你想要什么，需要什么。

我希望 HRT 能像避孕药一样容易获得。现在，女性使用避孕药已经很随意了，但它比起 HRT 更不安全。这些年来，我们服用避孕药就像吃糖果一样。

所以，在这一章中，我们将讨论皮下激素替代疗法。我们将告诉你，它的成分是什么，如何发挥作用。为何它不仅能改善你的症状，还有益于你的长期健康状况？

你可以使用贴剂，也可以使用药丸、凝胶、喷雾，或者只选择雌激素（只有当你不再拥有子宫时），你也可以采用组合的、系统性的或局部的用药方案……我的意思是，选项是无穷无尽的。但我们有娜奥米医生，所以不用担心。她将给我们上一堂关于 HRT 的不同使用方式的精品大师课。

我们也将讨论如何应对你在前几个月可能会有的副作用，这非常普遍，有时会使人想要放弃 HRT。

我们也会讨论睾酮。这曾经是一个脏词，女性一直羞于摄入这种激素，因为我们认为它不是我们应有的激素。但它的确是！不要害怕，现在我们在此处为它正名。

我们将向你展示一张路线图，你可以跟随指引来到自己的荣耀时刻。是的，我们可以告诉你，何时你会开始觉得又像自己了，而这是你应得的。

我会分享自己的 HRT 历程，以及一直以来对我有帮助的小窍门。我听很多女性说，医生建议她们终止 HRT，因为显然她们无法永久使用，还不如就此停止。我们将会回答这些疑问，此外，还会回答为什么你最好的朋友使用的剂量会比你高？如何确保每次坐下时，臀部的贴剂不会掉下来？（这真是令人懊恼……）

我们仔细翻阅了你们的故事。我们挖掘

了社交媒体上的深夜对话，配合娜奥米医生广博的知识面，我们编写了HRT常见问题清单，让所有问题不留死角。

我们也会倾听你经历的起伏，你的成功故事——和失败故事——关于HRT的一切。

HRT 是什么，先来个战前演讲

"我不得不让步。"

谈到更年期护理时，我痛恨听到这样的话。假如你在挣扎，觉得境况非常艰难……真的，不要让步！即便你的处境非常艰难；即便你有一些挣扎，你也需要和值得拥有帮助。假如治疗方案中包括HRT，这绝非投降。

听着，我跟一些女性聊天时，她们告诉我，善意的朋友或心爱之人会告诉她们，你知道的，更年期是一个自然的过程，她们应该（"应该"是一个沐浴在羞耻感中的词）无须帮助地安然度过这个阶段。

"嗯，这只是几年的经历。"

"你为什么想让身体摄入毒药？"

"HRT 并不自然。"

"停止用药时，你的症状会变得更糟。"

"你只是在推迟不可避免的事情。"

让我们彻底澄清这个错误观念：当你无法应对或症状非常糟糕时，HRT 是最后一根救命稻草。琢磨一下。假如你患有甲状腺问题（像我一样），使用甲状腺素是"屈服"吗？不。假如你有糖尿病，使用胰岛素是"投降"吗？不。假如你需要雌激素，使用 HRT 是捷径吗？没有人——没有一个人——应该让你觉得尴尬、羞愧或者害怕使用 HRT。

提到 HRT 不是纯天然这件事——事实上，人类坐汽车或飞机也是非自然的。使用抗生素、输血或癌症治疗也是非自然的。活到 80 多岁或 90 多岁也不符合人体设计，但还好非"自然"没有阻止我们使用这些方法。

了解 HRT——它是什么，它能做到什么，做不到什么——非常关键。用知识武装自己，可以帮你做出一个完全属于自己的决定，给自己赋能。这是你的身体，你的人生，你的幸福。

"我开始觉得自己又有人样了。"——艾莉森

47 岁时，艾莉森开始使用 HRT，但像我一样，她对此表示缄默。

"人们也许会对我指指点点。"她想，"他们会认为 HRT 是一种逃避，因为他们认为女性就应该忍耐。"当她 50 岁时，全科医生停止了她的 HRT，但没有提供替代方案，所以——砰——她又回到了原点。

接着，2018 年时，我开始觉得好一点了，以为自己渡过了难关。12 月，我亲爱的妈妈去世了，一夜之间，我的症状又都回来了。

到 2021 年，她还在忧伤地挣扎着，体重也增加了不少。她看了我的《性、谬误和更年期》这部纪录片，当即勇敢地决定要去看全科医生。

我是用电话预约的。等待约见时，我告诉自己，无论是哪位全科医生接诊，他们都会说我年纪太大了，不适合使用 HRT，或者是我太胖了，而当医生出诊时，一切与我想象的完全不同。

首先，这是一位女医生；其次，她完全理解我。她也问我，是否看过达维娜的纪录片，她强烈推荐这部片子。

一番漫长的对话后，她让我使用贴剂，并对我停止服药后居然没有使用贴剂这事儿感到吃惊。

我现在只用了一个多月的贴剂，更年期症状就慢慢缓解了。体重仍然是一个问题，但现在我开始觉得自己又有人样了，我又有动力健康饮食和运动了。

阅读艾莉森的故事既让我开心，又令我

愤怒。因为害怕别人的眼光，要偷偷地使用HRT，这令我非常气愤。

我很生气，她在被停用 HRT 时，没有得到解释，也没有得到替代方案。我也很高兴，她去看了医生，并找到一个能理解和帮助她的医生。

"我真的认为自己疯了。"——道恩

被告知 43 岁太年轻不可能是围绝经期后，道恩不得不等了三年才找到一位能开出HRT 的医生。

我去看了一位私人妇科医生，她聆听我说的一切，告诉我她能帮助我。我坐在她的办公室里，像婴儿一样哭泣。她给我开了HRT，这让我重获新生。

我现在 58 岁了，我没有停止用药的计划——反正我也没别的办法。没有一位女性应该忍受更年期令人抑郁的症状……英国国民健康保险体系的医生需要更多关于更年期的培训。

道恩说，她因此重获新生，这是我经常听到的说法。我想这是因为在被关注以前，围绝经期的症状已经出现了很久。所以才有这样一种想法：我比之前几年感觉好很多。因为，很可能你有许多年都无法真实地感受到自己，这是一种微妙的下滑。突然之间，你比之前有了很多的精力和对生命的热情。

我希望你能有选择并获得正确的信息，这样你就能去医生那里，自信地要求自己所应得的治疗。

所以，什么是 HRT？

原材料真的来自马尿吗？

更年期时补充激素的想法可能出现得比你想象中早。早在20世纪40年代,美国食品和药物管理局就批准了普瑞马林（Premarin）的问世,这是一种用来应对潮热的雌激素产品。是的,它是由马尿制成的。事实上,它的名字就意为怀孕母马的尿（PREgnant MAREs' urine）。然而,我们今天使用的雌激素和我们自身产生的一样,普瑞马林已经很少出现在处方中——稍后会详细介绍。

让我们再捋一下时间线：1965 年,HRT 出现在英国,迄今为止女性已经使用了半个世纪之久。所以,什么是 HRT 呢？嗯,线索藏在名字中——HRT 补充了围绝经期和绝经时大量减少的激素。这带来了很大的变化：通过补充激素来改善症状,这样你就可以回去过自己想要的生活。

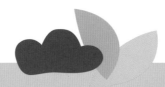

HRT 必须由医生开具处方,它

几乎总是包含雌激素;

常常包含孕酮;

有时包含睾酮。

假如你的 HRT 只包括雌激素,那就是**单用雌激素替代疗法**;假如你的 HRT 包括雌激素和孕酮,那就是**混合激素替代疗法**;假如你每天使用雌激素和孕酮,那就是**连续性混合激素替代疗法**;假如你每天使用雌激素,但只在每个月的部分时间使用

孕酮,那就是**混合序列激素替代疗法**或者**周期性激素替代疗法**。

为什么我要使用其中一种,而不是另一种？

单用雌激素,还是用雌激素加孕酮取决于你是否有子宫（你是否做过子宫切除手术）。

在不用孕酮的情况下,单用雌激素会过度刺激子宫内膜。假如这种情况持续一段时间,可能会导致子宫内膜癌。而孕酮或孕激素（合成性孕酮）可以减少这种风险。

把子宫内膜当作你花园里的一片青草：如果雌激素是使青草和鲜花茁壮生长的阳光雨露，孕酮就是控制长势的割草机。孕酮保护着子宫内膜，这样雌激素才可以把阳光雨露送到身体的其他部位。

假如你切除了子宫，可以使用单用雌激素替代疗法，但假如你有以下情况的话，就应该使用混合激素替代疗法。

→ 你已经做过部分或全子宫切除手术，但一些子宫内膜仍然可能存在。

→ 你有子宫内膜异位症。在这种情况下，子宫内膜会在子宫外生长。因此，即便切除了子宫，子宫内膜组织仍存在，会被额外的雌激素刺激。所以，必须服用孕酮来防止刺激潜在的组织。我们将在后续章节中讨论更多细节（参见第250页）。

贴剂、药丸、凝胶、喷雾……
我该如何使用 HRT？

好的，女士们，现在这个难题就来了。

你应该选择哪个呢？

即便你决定了使用 HRT，仍有一些重大决定等待你去做，因为有好几十种组合等待你去选择。

我很幸运，因为我的身体非常适应我一开始使用的雌激素，医生推荐我用贴剂。现在，雌激素贴剂就像邮政彩票（postcode lottery）抽奖一样方便。我用的是德国激素生命能量贴（Estradot）——这是一种比较小的长方形贴剂——我把它贴在臀部，很幸运，它能像胶水一样牢牢粘住。还有很重要的一点，贴剂是透明的，所以对肤色没有任何影响，它能和你的肤色融为一体。我很喜欢贴剂，因为我无须为它费神。它对我很管用。

我可以淋浴，可以游泳，可以出汗，可以运动。我可以做任何事情，而它绝对不会掉下来。我听说面积更大一些的贴剂黏性欠佳，为此——真的就是因为黏性——女性有时会改用凝胶。很幸运，在我生活的地方——英国东南部——用我这款贴剂还不错，德国激素生命能量贴黏性很好。

我一开始用的孕酮是安琪坦(Utrogestan)。开给女性的处方药里经常包括安琪坦，它有一些镇静作用，通常在夜间服用。但我不太适应，因为出血的问题——我出血有些无序，月经非常不规律，感觉有点儿不正常。我之前还用过曼月乐环，一直觉得它不适合我，但之后意识到我很可能只是因为处在围绝经期，从那时就开始了。另外，它的放置位置不对。所以，我又开始使用曼月乐环了，并义无反顾。

我的 HRT 就是使用曼月乐环给我提供缓慢释放的孕酮。因为我仍有子宫，我每周会使用两次 100 毫克的德国生命能量贴。去年，我发生了几次盗汗。隔天及之后的几天，

我多加了一泵凝胶的量。但总体而言，我不需要额外的量。我还用了睾酮，这个话题留待后续再讨论。这一切看起来十分令人迷惑。我有一位朋友用了一年的时间努力寻找正确的组合，她仍未放弃。你也许会发现，比起喷雾，贴剂更管用。我的另一位朋友觉得挤三次凝胶很管用，还有一位女友则需要挤五次，她是那种"哦，天哪，真是太黏了，我情愿用贴剂"。这很难，我知道，但不要放弃。集中注意力寻找对你管用的方法。

这有点儿像是在雷区排雷，但多样性和选择其实是一件好事。这意味着你和医生可以根据你的需要、你的生活方式和你的用药史，找到对你适用的方案。

假如事情的发展并不如你所愿，或者假如你仍有症状，那就稍稍调整计划。当你开始使用HRT，或当你开始从围绝经期向绝经过渡，都需要做大量调整。改变方法或者调整剂量，是较为简单的。你最不想做的事就是在没有探索所有选项的情况下就完全放弃了 HRT。

HRT 中的雌激素

—— 把好东西放回去

在使用 HRT 时，有很多不同的方法来摄入雌激素。你应该先和医生谈谈你的生活方式、健康背景以及个人偏好，再决定从哪一种方法开始。让我们细细研究不同的类型——你该如何使用它们，何时使用，每一种方法的优点和缺点——根据这些你可以判断出哪一种适合你。

就不同类型的 HRT，娜奥米医生将带你领略专业全貌。

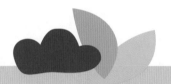

娜奥米医生的 HRT 精品大师课

第一部分：雌激素

无论你使用哪一种方法补充雌激素，都可以获得每日所需的雌激素。目前，最普遍使用的雌激素是 17β - 雌二醇。这是一种类人体激素，意味着它与人体产生的雌激素具有相同的结构。雌激素可以经皮吸收或口服摄入。一个方法是否比另一个方法的效果好，取决于皮肤是否能够很好地吸收雌激素。不幸的是，目前没有提前知道真正的吸收情况的方法，因此前几个月可以说是试错阶段。请保持耐心，对过程有信心，你会渐入佳境。

经皮雌激素：

这是以贴剂、凝胶或喷雾的形式运送到皮肤内的雌激素。与口服雌激素不同，经皮雌激素不须经肝脏代谢，因此不会增加血栓、中风或胆囊疾病的风险。

贴剂

贴剂内含有的雌激素将通过皮肤吸收，有时与孕酮结合使用。单用雌激素的贴剂有不同的强度。它们是小小的薄塑料方块，贴在皮肤上使用。

我该如何使用？

撕下铝箔背衬，把贴剂贴在你的臀部或大腿上。它会释放出稳定剂量的雌激素。通常每两周替换一次。

优点：

+ 贴剂是透明的，因此它们适用于各种肤色。

+ 这是一种谨慎的方式，在穿比基尼和泳装时都能用。

+ 假如你的时间紧张，它们非常方便。

+ 贴剂有不同的尺寸和剂量——从 25 毫克开始，一直到 100 毫克，假如你需要更高剂量的话，贴剂是不错的选择。

缺点：

– 假如你是油性皮肤的话，贴剂很难固定。淋浴时它们会掉下来，或者边角会卷曲。撕下来的时候，体验感不好。

– 假如你选择了贴剂，相当于固定了剂量。假如有调整的需要就会比较困难。某些情况下，你可以把贴剂剪成小块来降低剂量，但只有在有医嘱的情况下才能这样做。

– 贴剂并非完全隐形，有些人不喜欢这一点。

凝胶

英国现在有两种凝胶：按压瓶包装的和一种名为 Sandrena 的密封小袋装。按压瓶包装的，就是爱斯妥凝胶（Oestrogel），在 NHS 中广泛应用，性价比很高，是一种不错的选择。澳大利亚、加拿大和美国也有自己的版本。

优点：

+ 和贴剂一样，它是经皮吸收的，所以避开了肝脏。

+ 凝胶可以很好地被吸收进皮肤。

+ 它很方便，因为你可以使用很少的剂量。假如你对激素敏感，可以从小剂量开始，再逐步增加。

+ 旅游时，女性更中意于便捷的密封袋包装。

我应该如何使用？

用爱斯妥凝胶时，只需按下泵头，就会挤出一泵凝胶。把凝胶薄薄地抹在手臂内侧和外侧，从手腕到胳膊，你也可以把它抹在大腿、大腿根部、臀部、大腿内侧——只要确保避开胸部。

缺点：

- 假如你的用药量比较大，就需要挤更多的凝胶——挤四下听上去并不多，但足以覆盖四肢。

- 有些女性不喜欢使用凝胶时黏糊糊、冷冰冰的感觉，尤其是冬天。

- 小袋子包装比起有刻度的按压瓶，精准性稍差，还会造成更多的浪费。

- 你需要给它时间变干，这样它才不会粘到你的衣服上。记住，用过之后要洗手，避免你的孩子、伴侣或宠物沾到它。

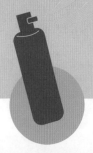

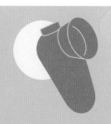

喷雾

喷雾的商品名为 Lenzetto，它是最新的产品之一，2020 年开始在英国发售。现在，它开始变得更常见了，在欧洲大陆、美国和澳大利亚都可以买到。

我该如何使用？

摘下塑料盖子，把瓶子竖起来，把塑料喷头贴在皮肤上（很多女性沿着自己的前臂内侧或大腿内侧喷），往下按喷头。假如处方要求你不止喷一次，那每按一下，就沿着手臂或大腿前移继续喷。

在接触衣物之前，你需要让喷雾有一个小时的干燥时间。等待至少一小时再淋浴或游泳。

优点：

+ 像凝胶和贴剂一样，喷雾是经皮吸收的。

+ 使用便捷，干燥的速度也很快。

+ 与凝胶相比，用量更少，酒精味不浓。

+ 用量便于增加或减少。

缺点：

− 在英国国民健康保险体系中较难获得。

− 需要多次喷按来减缓症状。

− 在触碰衣物之前，需要把它晾干。

全身性雌激素：

口服药

女性开始使用 HRT 通常从口服药开始，一般会与孕酮联合使用。有一种名为 Bijuve 的新产品，它是一种含有与人体相同的雌激素和孕酮的药片，适合绝经后的女性使用。

我该如何使用？

每日服用一片。

优点：

+ 假如你习惯每天服药的话，药片还是比较方便的，就像口服避孕药。

+ 如果你皮肤敏感，口服药也是有益处的。因为找到一种你不会过敏的经皮产品也许更难。

+ 这是一种同时摄入雌激素和孕酮的简单方法。

缺点：

– 口服雌激素会稍稍增加你得血栓、中风或胆囊疾病的风险。

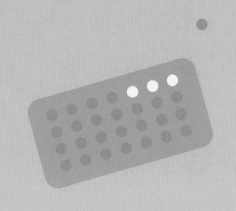

阴道雌激素

阴道干涩和泌尿症状可能是围绝经期和绝经期的大问题。越来越薄的组织引起了发痒、疼痛和不舒适的性生活，以及一些泌尿症状，诸如如厕更频繁、起夜、漏尿和反复的尿路感染。使用全身性激素替代疗法（以凝胶、贴剂、喷雾或药片的形式）补充了雌激素后，生殖组织会重新变得柔软光滑，但1/3的女性仍需要一些额外的帮助：局部雌激素。

局部雌激素有药膏、圈环、栓剂等形式，你可以将其塞入阴道或涂抹于私处，雌激素就能直接作用于局部组织。它被吸收的量很少，因此几乎没有风险。在"干涩阴道独白"一章中，我们将讨论更多细节。

娜奥米医生的HRT精品大师课

第二部分：孕酮

假如你在服用雌激素，并仍有子宫的话，就需要服用孕酮。最好的两种选择是：微粒化孕酮[包括安琪坦（Utrogestan）、妇安酮（Cyclogest）、孕酮阴道栓（Lutigest）]和曼月乐环。

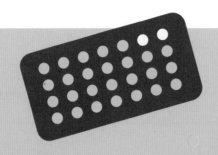

微粒化孕酮

微粒化孕酮是最接近人体的孕酮。这意味着它与我们体内的孕酮有相同的化学结构。

我该如何使用它?

如果已经绝经,需要每天口服。如果是在围绝经期,需要在每个月的某一段时间口服药物,作为一个周期。如果有孕酮副作用,专家会开具用于阴道的处方药。

优点:

+ 对于乳房来说,这是最安全的孕酮。

+ 与人体孕酮相似——有相同的化学结构。

+ 与其他更传统的孕酮种类相比,副作用更小。

+ 有镇静作用——推荐在夜间使用。

缺点:

– 在最初的几个月,会有出血的副作用。

– 有些女性——尤其是曾经有过经前期综合征的女性——可能会对孕酮特别敏感。它会引起经前期综合征——典型症状包括生气、愤怒、哭泣、乳房疼痛以及肿胀。假如你有过这些症状,请告诉医生,以便调节药物剂量或者用药方式。

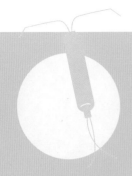

曼月乐环

曼月乐环是一种柔软、灵活、"T"形的设备，会缓慢、稳定地释放孕酮。它可以作为 HRT 中的子宫内膜保护成分。它可以在原位放置五年之久。假如你想把 HRT 和避孕结合在一起的话，这是一个不错的选择。

我该如何使用它？

必须由医生或者护士操作放置。操作时长大约是二十分钟，它会被放置在子宫中。一旦完成，你将不会感觉到它的存在。

优点：

+ 可以控制出血。

+ 有避孕的效果。

+ 释放出稳定剂量的孕酮，能被最低限度地吸收。假如你对孕酮敏感的话，这是一个优选项。

+ 它可以在原位保持五年，你无须牢记吃药。

缺点：

– 放置曼月乐环时，大部分女性都不会有疼痛感或副作用。但对部分女性来说，这个过程有可能非常不舒服。假如你感到不适，请让医生停止操作。为了减少不适感，事先可以使用一些扑热息痛。放置当天下午，可以预留半天休息时间。

睾酮：我们为何需要它？

我想知道，听到"睾酮"这个词，你会想到什么？

于我而言，会想到男人、肌肉、胡子、胸毛、蛋白质奶昔、大口嚼的男士蛋白棒，以及在淋浴房里比拼股四头肌和肱二头肌。我还想到，对彼此吆喝的爷们儿、野人，前额突出，举止疯狂。

但不是！**不，不，不。差得远呢。**猜猜，什么？我的意思是，这也令我大吃一惊，是的，睾酮是一种女性也有的激素。它会在卵巢和身体的其他部位产生。（天哪，我们的身体是如此聪慧。）

HRT 帮了我很大的忙，但当我开始使用它时，我想说，我仍觉得少了些什么。我变好了，症状在改善——那些令人非常沮丧的症状，如失眠、盗汗、愤怒——这些都好了很多，但我好像仍无法全力以赴，仍然不像自己。

我的私人妇科医生为我开了药。我觉得

这很糟糕，因为我能负担去看私人医生的费用，但在英国国民健康保险体系中，它并不是一种广泛存在的选择，我们真的在努力地改变它。这是为何我会在此讨论它。我在和卡罗琳·哈里斯（Carolyn Harris MP）议员以及很多其他的更年期勇士合作，去改变这个情况。

我真的可以发自内心地说，这完全改观了我的处境。我的情绪、性欲、记忆、处理生活中各种难题的能力，都恢复了正常。当我参加会议时，我感到踌躇满志。我有思路，我的脑子在全力以赴地运转。

如果它那么好，为什么我们不更多地使用它呢？呃，这是因为睾酮在英国国民健康保险体系中没有获批。这是什么意思呢？因为它过于昂贵？不。因为它不安全？不。

在英国国民健康保险体系中可以获得的睾酮产品只有凝胶或药膏，而且它们是为男士设计的。因为这些产品没有被批准用于女性，所以全科医生只能在无须许可时才会开这种药。可以理解，并不是所有的全科医生都会这么做。

什么？这太过分了，对吧。所以，在争取更好的更年期护理中，这是我的下一个目标。这是你们所有人都问及的。那么，目前收效如何呢？

另一个选项——我知道每一个人都可以获得——就是去看私人医生。私人诊所可以开一种名为 AndroFeme 的药膏，这是从澳大利亚进口、专门为女性设计的药膏。我的梦想是：没有一位女性需要去私人诊所才能获得睾酮。这是不公平和反常的，我甚至要在这个问题上浪费如此多的笔墨，并不是每个国家都如此。希望在一年或两年后，我可以重写这一章节，把这一条拿掉。

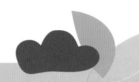

睾酮是一种女性激素——事实上，比起雌激素，我们会生成更多的睾酮。[14]在围绝经期和绝经时，睾酮水平会下降，表现为性欲、力量、体能、积极性和头脑敏锐度的下降。补充睾酮，作为 HRT 的一部分，可以说是拼图的最后一块。

英国更年期协议指南中说：假如一名女性通过 HRT 已经获得了足够的雌激素，但症状仍未完全消失，尤其是她还有低性欲的症状，那就应该考虑补充睾酮。

可以通过简单的验血来测量睾酮的水平，检查名为游离雄激素指数（Free Androgen Index，简称 FAI），用以检测女性的睾酮水平是否过低。使用该测试结果结合症状，就可以较为容易地决定你是否需要睾酮。

尤其有早发性卵巢功能不全史、提前绝经或者手术绝经的女性，最能感觉到低睾酮的影响。

但英国国民健康保险体系中仅有的一些产品并不向女性开放，所以一些全科医生就不愿意让它出现在处方中。假如你觉得自己会从睾酮中受益，可以让全科医生把你推荐给专科诊所。

我 何 时 能 重 新 做 回 自 己 呢 ?

我得说，我是幸运儿之一。正如我之前所说，经历了孕酮带来的打嗝期后，我采用了一个很快就能适应的方案。我一放上曼月乐环（大概是六个月后），就感觉棒极了。一年后，我开始摄入睾酮，感觉很好。一切归位。我现在仍在采用相同的方案。

开始摄入雌激素后，即便我的月经周期仍不规律，我的症状和脑雾却消失了——可以说是在几天内。有些人说，需要几周时间才能见效，但我的盗汗在三至四天后就消失了。我记得醒来时床单是干燥的，整晚都没有起夜去洗手间——这太不寻常了。

"我感到更快乐，更积极，更有掌控力了。"
——安娜贝尔

在一些故事中，女性们会出现自己的高光时刻，她们会告诉自己，我回来了……其中有一个故事真的打动了我，有一位女士谈论自己又能感受到快乐，能和女儿一起对一件事哈哈大笑——这是她很多年以来都无法做到的。然而，也有像安娜贝尔一样的女性，在开始 HRT 之前，几乎尝试了每一种草药疗法。

今年我 50 岁了，前几年遭遇了围绝经期的症状，出现了可怕的潮热。一开始，我

觉得自己可以应对，但它变得令人难以忍受，我就预约了我的全科医生。

不幸的是，她非常反对 HRT，认为会增加癌症风险，所以她用一张自然治疗清单打发了我，其中包括鼠尾草、红花苜蓿等。我甚至放弃了我亲爱的咖啡因。

我尝试了十个月之久，但没有变化。观看了达维娜的节目后，我在诊所里预约了另一位全科医生。这位医生因为癌症的风险，

一开始也在劝阻我。

我很坚持，所以她给我开了口服药。但是，再一次，还是因为达维娜的节目，我了解到还有贴剂或药膏。我让她改为两者之一。

我现在是使用 HRT 的第四周，潮热刚刚开始减轻。我感到更快乐，更积极，更有掌控力了。

我们都是不一样的，无法一刀切。一些人只需要四天，情况就得以改善；另一些人则需要几个月。我非常高兴，你的感受在变好，安娜贝尔。

正如我所说，我很幸运，我的症状很快就改善了，但我知道每个人的情况不同。即便如此，也不要失去信心：记住，需要花一些时间才能找到适合你的方法，也可能是剂量的改变和调整，但请不要放弃。

每一位女性在尝试 HRT 时经历不同。当你采用 HRT 后，经过多久能感觉变好，可以参考以下指南。

1 周～1 个月

在几周内，潮热、盗汗等症状开始缓解。你也许会感到焦虑在解除。

1 个月～3 个月

情绪问题、疼痛，以及与皮肤相关的症状会改善。阴道干涩和泌尿症状在几个月之内也会消失。假如没有改善的话，请向医生咨询使用阴道雌激素的可能性（参见第 121 页）。

最多 1 年

性欲是最后一样回归的东西。

围绝经期是一个移动的目标，因为在底层运转的仍然是你自身分泌的激素。

让我们来谈谈副作用

雌激素引起的短期副作用包括乳房胀痛或反胃。开始使用雌激素也会导致一些不规律的，有时甚至是严重的出血。这种情况会持续三至六个月。

有些女性深受孕酮副作用的困扰，尤其是那些以前有经前期综合征的女性。副作用包括：乳房胀痛、生气、易怒、落泪、肿胀、气喘或胀气，以及胃部不适，如胃酸反流。如果是这样，请与医生商量摄入孕酮的其他方法。

潜在的问题

假如你有以下任何一种症状，请赶紧咨询你的医生。

→ 任何新出血的情况（除非你刚开始使用 HRT，或刚开始增加用量），持续三至六个月严重的或原因不详的出血。

→ 小腿肚的任何疼痛或呼吸短促，因为这有可能是血栓的信号。口服雌激素会增加血栓的风险。

→ 瘙痒、肿胀和呼吸短促，可能是过敏反应的信号。

→ 乳房肿胀、乳房肿块或乳房胀痛，尤其是只发生在一侧。

坚持：我是如何用 HRT 的

所以，你现在刚刚离开药剂师，手里抓着一只纸袋，里面装着药丸、贴剂、凝胶、喷雾，在耳边回荡着医嘱。哦，天哪，现在该做什么？

你需要做的第一件事是找到能坚持的规律。事实上，我刚刚调整了自己的规律，现在我的效率高多了。我的做法是：把所有的激素摆放在牙刷边上，因为我每天刷两次牙。我一般在晚上洗澡，但如果需要洗头发的话，我会在一早淋浴。显然，我会在涂抹任何东西之前洗澡，否则就会把激素冲掉。假如我一早洗澡的话（在周一或周四），我会在淋浴后用贴剂，然后挤出豆大的睾酮，涂在大腿上。然后，我会把手洗干净。有时，假如我盗汗，我会挤一些凝胶，像润肤霜一样涂抹在手臂上，让它晾一会儿。接着，我开始刷牙。刷两分钟牙，这时凝胶也完全被吸收了。然后我穿上衣服，抹上甲状腺素。

我的意思是，我能无缝衔接，一早就完成所有的激素涂抹。

你的医生一般会说，假如你用了凝胶或喷雾，穿衣之前，请让它们完全干透。如果是凝胶，那么至少要在淋浴或洗澡前几小时使用（所以，我在清晨淋浴后涂抹它）。

假如贴剂容易掉落，我会尝试将它们贴在不同的位置。当我贴得过于靠后时，它很容易脱落。这完全取决于如何寻找臀部最佳粘贴位置。即便你朝另一个方向移动了一至二厘米，它也许也会牢固一些。

我是从一周两次 100 毫克的德国激素生命能量贴（Estradot）开始的，直接就上量了，效果很好。有时，你需要调整自己的激素用量，因为全科医生给大部分人开药的用量是 25 毫克，这是相当少的量。但从较少的用量开始是对的，因为有时你需要增加雌激素的用量——你不会想一下子用到满格。一周两次使用 100 毫克的 Estradot 是还不错的量，对我非常管用。

我已经说了很多遍，我使用曼月乐环来获得孕酮。它能缓慢释放激素，所以我不会有月经，可以完全将其抛之脑后。我使用曼月乐环已经有十五年了（当然不是同一只，每五年会更换一次）。假如你不打算使用曼月乐环，但仍需要孕酮，可以服用安琪坦，这是一种药片。它是最可靠的孕酮，类似人体成分。你可以在夜间服用，它甚至还有一点点可爱的催眠副作用，可以帮助你入睡。

接着，就是我们之前所说的，睾酮药膏。我用的是 Androfeme。实际上，我去看的妇科医生给我开了男士款的睾酮凝胶（Testogel），它用小袋密封，每天使用极少的量——比方说一袋的 1/10。使用

Androfeme 时,你只需要用豆大的量;而假如你使用男士款睾酮凝胶,很显然,你的用量要比男士少很多,在 1/10 至 1/7。请不要拘泥于毫克、泵数、喷的次数或剂量,而是问自己"这对我有帮助吗?"假如回答为是,则剂量于你而言是合适的。如果为否,请咨询医生。

娜奥米医生:
当 HRT 进展不顺利

我开始了HRT,但效果不好,我该怎么办?

医生们一般会开出最少的有效药物量。你也许会发现,你的医生或妇科内分泌专家一开始的用量都偏少,他们预计之后可能需要增加用量。女性吸收激素的方式各不相同,对激素的反应也有不同。一些女性会吸收得很好,其他女性则效果平平。所有激素的用量可能都需要调整——增加或减少。如果你没有感觉到 HRT 的作用,你的医生也许需要增加用量。请与他们商量。

有副作用,该怎么办?

假如你身上出现了副作用,大部分时候它们都会消失,尤其是胸部疼痛、出血和反胃。假如症状持续了几个月,给你的生活带来了不便,令人不适,请咨询医生。

开始HRT后,我的经前期综合征变糟了。我能做什么?

也许你对孕酮敏感,换种治疗方式或减少剂量也许对你管用。曼月乐环释放的孕酮以最低剂量被吸收,也许是更好的选择。或者可以在专家的指导下尝试一种不同的孕酮,或减少剂量。

HRT的更高剂量是否意味着"安全性"降低

有些女性需要更高的剂量来控制自己的症状，尤其当她们遭遇了提前绝经或手术引起的绝经。

担心用药量高是很自然的事情，但如果症状持续的话，意味着你的激素没有得到足够补充。

"不要放弃——给更年期一点颜色看看！"

——海伦

我39岁时，充满了活力、性格外向，一度是聚会的灵魂人物。三年后，我变得一团糟。我无精打采、身体酸痛、性格暴躁，大不如前……发生了什么？都是因为该死的激素！

我突然对健康产生了焦虑，并做了所有尝试：针灸、催眠疗法、瑜伽、营养剂，以及很多可怕的治疗，每周一次，长达一年。什么拯救了我？HRT。

我的全科医生没有提及它，我那位不以为然的护士也从来没有说起过，甚至谷歌搜索也没有给我一个围绝经期的诊断。一位朋友很随意地提起它——找到了！——我被治愈了。只不过一切并没有那么容易！

全科医生（我反复请求后）给我验了血，却判断我并不是围绝经期，这令我非常困惑。我非常确信自己的症状符合围绝经期。

所以，我开始为自己拿主意，动用积蓄去看了专家——剩下的就是老生常谈了。我为什么不得不这样做？自掏腰包，为自己拿主意，成为我自己的医生，去大声呐喊？！假如我告诉我丈夫，他的阴茎在40岁时会掉落，我保证他一定会竭尽全力去挽回。

再怎么哭惨，都不及当时的万分之一，当时的我是破碎的，没有人帮我，除了我自己！

所以，请从我身上吸取教训，不要浪费好几个月，与医生讨论你的厌世问题，你唯一的厌世问题，是你的激素出了问题。

你仍有月经，症状都是精神上的，潮热并不一直发生，阴道并不总是干涩，你的睡眠也并不一直被影响。你是否觉得，一旦进入更年期，就不存在"正常"的时候了？

阅读这本书，阅读所有的书，用知识装备自己，不要放弃——给更年期一点颜色看看！

是的，海伦！这是我现在的样子！你就像一位更年期勇士，你做得非常对。阅读所有的书，用知识装备自己，不要放弃。

我在用HRT，但一些症状又回来了。这是怎么了？

一些女性刚开始用 HRT 时，会有一个"蜜月效应"，即症状迅速消失。然而，效果会逐渐减弱。这可能有几个原因：假如你是在围绝经期，最初的 HRT 会迅速补满你的激素；而当你步入绝经期，身体就需要更多的激素了。这也会发生在一些年长的、已经用了一段时间 HRT 的女性身上。

我的贴剂为什么一直往下掉？

一些女性比另一些觉得贴剂更好用，这取决于皮肤类型，油性皮肤的粘贴性更差。一些活动，诸如长时间游泳、淋浴、桑拿或蒸汽房也会影响贴剂粘贴的时间。假如你无法使贴剂固定不动，可以调整粘贴的位置。假如这些变化没有带来差异，你也许需要更换产品。

一些女性觉得贴剂会刺激皮肤。也许小一些的贴剂效果更佳，你也可以试着不断循环更换粘贴的位置。

我和女性朋友一起外出，忘带了自己的激素套装，可以用她们的吗？

不，每个人的处方都是不同的，你的也是。假如你忘带自己的激素套装，你可以从本地药房得到紧急处方。

我接下来有一个手术，需要停止使用HRT吗？

手术前，你也许会被要求停止某些药物，以减少血栓等并发症。假如你使用的是经皮激素替代疗法，一般不需要停用，因为这种方法不会增加血栓的风险。假如你使用的是口服雌激素，这就要看你的手术类型了，比方说，涉及动脉、静脉、心脏或下半身的手术，口服雌激素会增加血栓的风险。请咨询你的医生。

假如你在用口服激素，并面临一场让你有血栓风险的手术，那医生可以在手术前给你换成经皮方式。请与医生讨论。

我可以循环使用HRT的瓶瓶罐罐吗？

我们都应该为环保出一份力，但用药是一个灰色地带。请把空密封袋、瓶罐拿回本地药房或药剂师那里，他们会进行安全处置。永远不要把药品冲下马桶。

你可以回收处理贴剂、喷雾、凝胶瓶子的外包装或药片塑铝包装壳、病人信息手册。药品吸塑包装可拿回药房参与 Terra 循环药包回收计划（TerraCycle Medicine Packet Recycling Programme）[15]。假如你生活在澳大利亚，你可以将过期和不需要的药物归还给药房，这就是国家项目——"返还不需要的药品计划"（Return Unwanted Medicines）。假如你住在美国，美国缉毒局（Drug Enforcement Administration，简称 DEA）管理着一个一年两期的项目，允许你安全处置不想要的药品。

我70多岁了，可以尝试HRT吗？

从女性最后一次月经到开始 HRT，之间有一个"机会窗口期"，这一时期尝试 HRT 被认为能起到保护作用。因为雌激素对血管有益，使它们柔软、有弹性、干净。如果缺少雌激素已经有一段时间了，血管会变得毛糙和僵硬，这时摄入雌激素风险就会更大。

这个时间点后，好处就不那么明显了，但回答从来不是全面的否定。请咨询医生，他们会平衡你的个人风险和收益。

我可以一直使用HRT吗？

答案是肯定的。只要收益比风险大，你可以长时间使用它——对一些女性而言，这意味着永远。

目前我们还没有关于使用了三十至四十年与人体相同的 HRT 的女性的研究数据，我们所知道的是，现代 HRT 是安全的，能起到保护作用。

女性对 HRT 感受良好：它减轻了症状，在很多方面维护了长期健康，她们也很享受自己受益于它的生活——这肯定意义重大。

我想要停止使用HRT，应该怎么做呢？

这真的取决于你最初为什么想要停止。假如你遭遇了副作用，假如你的症状没有改善甚至恶化，假如你不适应你采用的方案，你应当首先咨询医生。他们应该负责考虑如何调整你的 HRT。

归根到底，这是你的身体和决定。假如你仍然想要停止 HRT，请在医生的监督下进行。

除非你的用药量非常少，突然停止不是最好的方法。应该逐步减少剂量，以避免激素带来的冲击。假如你改变了想法，还可以要求增加剂量。

你唯一应该马上停止 HRT 的时刻，是在诊断证明你不适宜采用的时候。

最后……

希望的信息

我想要完整地与你分享这个故事，因为读到后，我想朝着空气挥舞拳头。假如你现在不管出于什么理由在挣扎——工作、家庭、离异，不管是什么——希望这个故事能点燃哪怕最微弱的希望，相信事情可以并一定会变好。

. . . .

"我感到自己很有力量，我感到自己在与一群有力量的女性同行。"——海莉

把话筒给你，海莉……

经历离婚非常艰难，支撑孩子们挺过这个阶段也很不容易。但从 42 岁开始，觉得自己面目全非才是最艰难的部分。我记得那一天，焦虑、紧张、生气、悲伤和恐惧控制了我。在与孩子们外出一天后，我站在厨房里，察觉到自己两年来一直在哭。焦虑是最早出现的症状，它改变了我。接着，盗汗、慢性紧张、惊恐发作也随之而来，落泪成了我的日常。我可以责怪离异、工作、压力、中年危机，但我知道还有更多的原因。我感到自己已经不像自己了，这令人恐惧。

我做了研究，与我的家人朋友不断絮叨，变得更容易落泪了。我开始正念冥想，它救了我的命。它的确有用，但并不能解决所有问题。我尝试了认知行为治疗，也起到了一些作用。然后，我开始跑步——为我的头脑而不是我的身体跑步，是一种完全不同的尝试，它是必不可少的，有时至关重要。我对可爱的孩子们保持开放的态度，我不想让他们害怕。他们知道这不是真正的妈妈，是更年期让我如此挣扎，但它打不倒我，我确保他们了解这一点。

我开始聆听更有力量和更博学的女性们

135

说的话，她们成为我最好的朋友——波特医生（Dr Potter）、纽森医生（Dr Newson）、达维娜、丽莎·斯诺登（Lisa Snowdon）、梅格·马修斯（Meg Mathews），她们都不认识我，但她们了解我所经历的。

我慢慢地但确定地感觉到，外界的力量是有帮助的。我之后看了三位全科医生，他们给我开了抗抑郁药，我成了另一个不被当回事的女性。所以，我可爱的、支持我的伴侣找到了一家更年期诊所。经过一番了解后，他说不要害怕，看看 HRT 是不是问题的答案。医生给我提供了 HRT，我第一天就用上了。昨晚，用药几个小时候后，我躺在床上，感到心旷神怡，就像一个孩子，腹部有一团小火焰。很快会好的，我想，但谁知道，也许是我的身体松了一口气，说了一声感谢。

我不知道故事会如何结束，但我感到自己很有力量，感到自己在与一群有力量的女性同行。我的小儿子问我："妈妈，你现在有雌激素了吗？"我说是的，他开始欢呼。

这很神奇。

HRT 的益处

说到 HRT，对付麻烦的更年期症状只是故事的一部分；它还有一些重要的保护特性，这些特性在围绕症状、贴剂、曼月乐环和日常安排的讨论中可能会被忽视。对我而言，它的长期益处与消除更年期症状的作用是同等重要的。

骨骼健康

在更年期开始时使用 HRT 可以防止骨质流失。[16] 假如你有绝经提前或早发性卵巢功能不全，这一点尤为重要，但它可以保护任何年龄段的女性。

一些研究表明，HRT可以在两年内增加大约5%的骨密度，这将使脊椎和髋部骨折的风险降低40%。[16]

心脏健康

研究表明，假如在60岁之前或在绝经后的十年内开始采用HRT，可以切实降低患心脏病的风险。[17]在英国，每年死于冠心病的女性是死于乳腺癌的两倍，这是全球女性的头号杀手。[18]

新陈代谢健康

有证据表明，雌激素可以使脂肪分布在外周，这比脂肪存在于躯干中更健康。对胆固醇[19]、糖代谢[20]也有好处。

皮肤健康

雌激素帮助保持胶原蛋白结构、皮肤水合作用、弹性和完整性。HRT已被证明能增加表皮水分、皮肤弹性和皮肤厚度[21]，还能减少皱纹。[22]此外，胶原蛋白的含量、质量以及血管软化的程度也改善了。[23]

大脑健康

目前，HRT对痴呆症的作用还不明确——一些研究表明，尝试HRT的女性会有更低的痴呆风险，也有研究结论与此相悖。

然而，2021年一项涉及六十多万名女性、历时三十余年的研究得出的结论是，HRT与增加的痴呆症风险无关。[24]

美国2022年的一项研究报告称，采用HRT长达六年或更长时间可以有效降低患阿尔茨海默病和痴呆症及许多其他神经系统疾病的风险。接受更年期激素治疗长达六年或更长时间的女性得阿尔茨海默病的可能性会降低79%，得神经退行性疾病的可能性会降低77%。[25]

很显然，这个领域需要更多的研究。

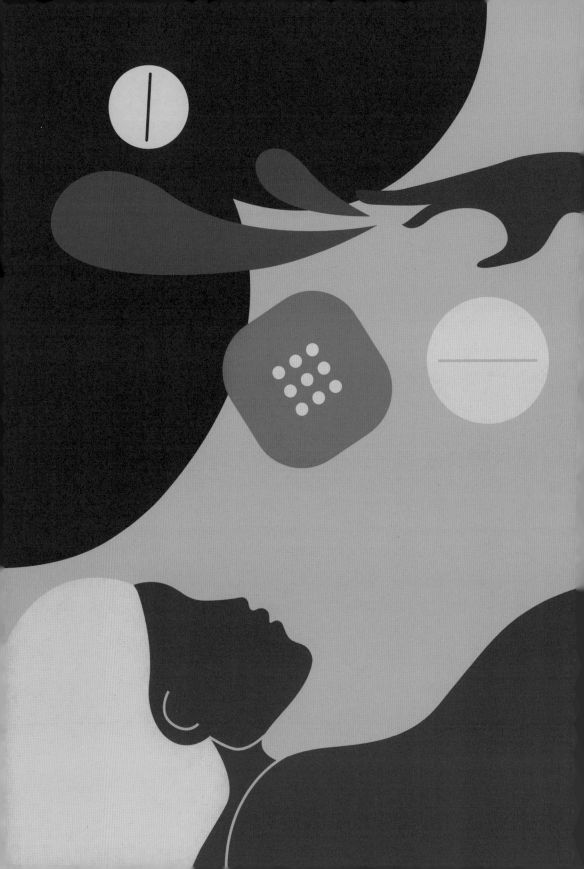

第 6 章

HRT:
揭开错误信息的
面纱

在我的生活中，我一直努力做一个坦率和直截了当的人。我对自己的感情非常诚实。我不是一个保守拘谨的人。只见了一面，我就会给你一个令人不太舒服的熊抱；我会和马路上每一个婴儿说话；我会和每一个牵着狗路过我的人聊聊他们的狗，聊聊狗的年龄，诸如此类。我非常爱社交，我几乎会跟每一个我在夜总会女厕所里遇到的人推心置腹。我非常敞亮。

但奇怪的是，当我尝试 HRT 时，我感到非常羞愧，很难找到合适的言语来描述我为何难以向朋友们启齿。我想可能是因为我老了，筋疲力尽，我为自己感到羞愧，因为在我难受的时候我无法笑着忍受——我在家里生了三个孩子，我参加过疯狂的运动救济挑战，但围绝经期打倒了我。于是，我开始"依赖药物"，让自己感觉好一些。

当时，我就是这样看待这件事的。我有一些朋友，她们活得很开心，做每一件事都游刃有余。我觉得自己无法向她们开口。

我真的相信人们会认为我采用 HRT 的决定是基于某种虚荣心——我想要表现或看起来或觉得更年轻。在某种程度上说，我做的事情是反自然的。而在此之前，我一直秉持着天然的理念：无药物的分娩过程，干净的生活方式，运动，健康饮食。HRT 似乎将我之前所有的健康生活方式都一笔勾销。

而这几年，我对激素的看法发生了有趣的变化。在外界的帮助下，我重塑了自己看待它的方式——也就是 HRT。我并不想变成超人，突然能举重或拥有特殊的运动技能，我并不期待成为色情狂（虽然这也许不错?），我并不想靠它变瘦，也不是为了让我的脸变年轻。我这样做是因为我的世界分崩离析了，而它帮助了我。

而现在——情况完全不同——我真的是为了自己的身体健康在用药。显然，症状得到了极大的缓解，我这样做，是因为我具备了相关知识。我是说，真的在各种学习。我对更年期进行了仔细的剖析，读了很多的文献和资料，对一切追根究底——即便是对我没有影响的部分。

我非常赞成选择自由，因此无论你做了什么选择，它必须基于充分的知情。很多女性——太多女性——被剥夺了做知情选择的机会，因为缺少足够的知识（这是令人完全无法接受的），以及对 HRT 的普遍不信任。

"我被拒绝使用 HRT。"——蒂娜

以蒂娜的故事为例。她的月经不稳定持续了约两年，直到一年前，她出现了一系列症状，据她描述就像"触发了开关"。

头发迅速掉落、全身疼痛、失忆 / 脑雾、睡眠困难、持续头疼、盗汗、极度的胃疼、持续来月经和疲倦。

我向全科医生咨询，对方认为我太年轻了，不应该在 49 岁绝经。最后，我又给全科医生打电话——那时我已经掉了一半的头发——我要求面诊。他们确认我正在经历绝经，但由于乳腺癌的风险，我拒绝了 HRT。

观看达维娜的纪录片改变了我的想法。我给医生打电话，让他们给我使用 HRT，他们一开始拒绝了（这次是另一位医生）。我没有接受，并对此抗议，他们终于改变了想法，给我开了药。

用了两周贴剂后，蒂娜说她的大部分症状都"消失"了，她才意识到自己之前承受了很多痛苦。

蒂娜，非常感谢分享你的故事。在我开始接受 HRT 之后，我才发现，自己之前承受的比我意识到的要多很多。因为只有当我好起来之后，我才能看清楚自己之前的感觉有多糟。非常感谢你分享这些，我知道女士们会认同你的故事。

能够改变生命的事物,常令人心生恐惧。

这些错误的认识从何而来？真正的事实是什么？我们现在需要真相。

这一章节用于澄清事实。我们来看看。

→ 妇女健康提倡协会（WHI）：一项研究如何在过去几十年中阻碍了女性健康护理的发展。

→ 目前，科学对于 HRT 的态度。

→ 娜奥米医生澄清了对 HRT 的错误认识，包括：假如我有乳腺癌，还能使用 HRT 吗？假如有家族乳腺癌史呢？假如我有深静脉血栓，我能用 HRT 吗？

→ 如果你的医生不为你开 HRT 的处方，
   你该做什么呢?

WHI: 一项研究如何在过去几十年中
阻碍了女性健康护理的发展?

记住上一章开头时的数据: 英国只有 10% 可以从 HRT 中受益的女性尝试了这种治疗方法。[26] 这有些颠覆三观。因为这意味着每十个应该尝试 HRT 的女人中，有九个没有去试。

世界其他地方的情况也没好到哪里去。比如，一项研究发现，澳大利亚绝经后的女性只有 13% 使用了 HRT。[27]

令人愤慨的是，越来越多想要接受 HRT 的女性并没有渠道获得它。为何不能呢? 这可能是个人选择，但也可能是因为缺少知识和支持。WHI 这个名字，你也许并不熟悉，但你一定见过与它相关的标题。

WHI 是一家 1993 年在美国成立的临床试验机构。试验的目标是观察"单用雌激素替代疗法"和"混合激素替代疗法"对数千名女性的健康产生的作用。

但在 2002 年，混合激素替代疗法那部分研究突然中止了，因为在 1.6 万名尝试混合激素替代疗法的女性身上发现乳腺癌、心脏病、中风、血栓的风险增高。

这一发现公布后引起了轩然大波，在全世界都占据了头版头条。研究称，当女性使用混合激素替代疗法时，患乳腺癌的概率会增加 26%，与此同时，心脏病、中风和血栓的风险也会增加。[28]

不出所料，这些发现的影响以及它们在媒体上被描绘的样子，是具有摧毁性的。

尽管那时我和围绝经期以及绝经不沾边，我仍清晰地记得那些标题有多吓人。每个人都在谈论它。我记得当时我对自己说:

"天哪，HRT 会引起乳腺癌。"

而我不是唯一这样想的人。报道引起了大规模恐慌，几乎一夜之间，女士们开始停用 HRT，医生也不再开药。2003 年至 2007 年，仅英国一地，使用 HRT 的女性数量大幅下降，从 200 万跌到了 100 万。[28]

"HRT 会引起乳腺癌""HRT 不安全"的标签至今依然存在。

这项研究有什么问题？

当我们细看这项研究时，会发现设计中的纰漏。[29]

1. 它只研究了一种剂量和类型的"混合激素替代疗法"，以及一种剂量和类型的"单用雌激素替代疗法"。此外，研究使用的雌激素是一种老款的口服类型，孕酮也是老款的。正如我们从上一章娜奥米医生的 HRT 精品大师课中所知的那样，HRT 不是一刀切的治疗方式。有数十种不同的组合和剂量，可以根据你和你的健康状况量身定制。

2. 参加试验的女性平均年龄为 63 岁——比绝经女性 51 岁的平均年龄要大十几岁。事实上，试验中年龄最大的女性已经 79 岁。这意味着，出于年龄缘故，这些女性本身就会有乳腺癌和心血管疾病增加的风险。

3. 因为试验提前中止了，初步结果被错误地应用于所有年龄组，包括 40 多岁和 50 多岁的低风险女性。

4. 研究中大部分女性都超重。超重增加了心脏病、乳腺癌和其他癌症的风险。

5. 有不少人从研究中退出。

从WHI的研究中，我们可以学到什么？

WHI 的研究规模很大，它的确包括了大量的有用信息。对数据的重新分析使我们有了更准确的认识，在 50 至 59 岁的年龄组中，因心脏病或乳腺癌死亡的风险没有增加。

然而，围绕最初报告的争议至今仍然存在。

那么，我们对HRT所带来的乳腺癌风险了解多少？

最近的研究确认了我们的想法，即"单用雌激素替代疗法"并不会增加乳腺癌的风险。雌激素 + 微粒化孕酮也不会增加乳腺癌的风险。雌激素 + 合成孕酮会少许增加乳腺癌的风险。[29]

在 1000 名 50 至 59 岁的女性中，有 23 名女性在未来五年中会得乳腺癌。相较而言，使用含有合成孕酮的混合激素替代疗法的女性，这个数值会是 27 名。作为参考，假如她们每天喝两个或更多单位酒精（一个单位酒精相当于 10mL 纯酒精），这 1000 人中会有 28 人得乳腺癌。而最能说明问题的数据是，假如有超重或肥胖问题，那么 1000 名 50 至 59 岁的女性中，有 47 名女性会得乳腺癌。[30]

假如你每周运动两个半小时，你可以减少的乳腺癌风险，与你使用含有合成孕酮的混合激素替代疗法所增加的乳腺癌风险，是一致的。[29]

我有没有需要了解的，与HRT相关的其他风险？

假如你口服雌激素，会稍稍增加血栓的风险。经皮雌激素不会增加血栓风险。HRT 包装盒中的小册子上描述不准确，上面写着经皮激素替代疗法会增加血栓风险，事实并非如此。

研究表明，经皮激素替代疗法并不会显著增加心血管疾病的风险，包括心脏病和中风，假如你在 60 岁之前开始尝试的话。[31]

注意：尽管我们做了所有努力，以确保右页的建议是正确的。但它仍不能取代你的医生给出的建议。

谁可以尝试
经皮激素替代疗法？

✓

仍有月经

✓

没有月经

✓

45岁以下

✓

55岁以上

✓

超重

✓

高血压

✓

血栓史

✓

家族乳腺癌史（大部分情况）

✓

大部分癌症史

✓

有时，即便有乳腺癌

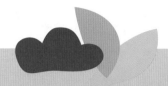

娜 奥 米 医 生：

消 除 关 于 HRT 的 错 误 说 法

假如你对 HRT 以及它的负面报道仍然心有余悸，这里是娜奥米医生对于所有棘手问题的解答，并以此来消除最常见的错误说法。

HRT只是在延迟不可避免的事情？

不。HRT 代替波动和下降的激素水平，终止了症状。假如你出于某种原因选择停止 HRT，应该缓慢进行以减轻症状，预防它们卷土重来。

假如我有偏头痛，可以用HRT吗？

是的，但需要格外注意剂量以及服用方式。

由于激素波动，偏头痛在围绝经期和绝经期会恶化，因此应从小剂量开始尝试，看看对偏头痛的影响，并据此调整。此外，最好采用持续性而非周期性方案——在这种情况下，曼月乐环是更好的选择。

假如你患有先兆性偏头痛（你有预感偏头痛会发生，比如说视觉征兆），你得血栓的基线风险会略高，所以最好使用经皮雌激素。

患有先兆性偏头痛的女性最好不要服用避孕药，这是因为避孕药使用的是一种不同的雌激素，且剂量常常偏高。

我有高血压，可以尝试HRT吗？

简单的回复是：可以，但取决于具体情

况。高血压并不是完全拒绝 HRT 的理由。HRT 对心血管有保护作用——它可以防止心脏和血管阻塞，保持血管柔软有弹性。假如你处于围绝经期，或绝经不久，事实上，它有助于血压稳定。但假如你已经绝经了十年，或大于 65 岁，它可能就不太适用了。重要的是要记住，每一种情形都不相同，它取决于你的年龄和心血管风险。

在应对高血压和更年期症状时，医生应该将你视为一个整体来确定治疗方案。假如你的血压非常高，医生应该深究原因和降压措施。在很多情况下，我会在治疗高血压的同时开始采用 HRT。

我有血栓史，这是否意味着HRT完全不可行？

有血栓史的女性不应该采用 HRT 是一个错误观念。

是的，口服雌激素会稍稍增加血栓的风险。假如你有血栓史，你的确不应该口服雌激素。但经皮雌激素和治疗阴道干涩的局部雌激素，没有同样的风险。

同样的道理也适用于与人体类似的微粒化孕酮。它并不会增加血栓的风险，是安全的。

当病人有血栓史，我总会深究病因。是由长途飞行触发的，还是因为有凝血障碍？

一般的经验法则是，假如你不需要服用抗凝血剂，就可以使用经皮雌激素和微粒化孕酮。

我们经常与血液科会诊处理这类病例。有时我们发现应该采取抗凝措施的女性没有抗凝，反之亦然。但只要她们针对凝血障碍采取了正确的医疗方式，额外的经皮激素替代疗法不会给她们带来更高的血栓风险。

如果我吸烟的话

医生应该给你开经皮激素替代疗法——贴剂、凝胶、喷雾——这不会增加血栓风险。

你可以把它作为一个完美的戒烟时刻。吸烟不仅全方位有害健康，也会增加潮热的次数，令它们的持续时间更久。[32]

或者，我想要喝一杯……

一般来说，围绝经期和绝经的症状与酒精并不相容。酒精会加重潮热，打断你的睡眠，让你比之前更焦虑，宿醉会让你想吃糖。虽然你在接受 HRT 期间仍然可以喝酒，但现在也许是评估你是否真的在适度饮酒的最佳时机。

HRT 以及家庭或个人癌症史

患有癌症的女性，尤其是有乳腺或妇科癌症史的女性，说起更年期护理时常有被忽视的感受。

对于有任何个人或家族癌症史的女性来说，被告知无论在何种情况下都不能尝试 HRT 是很常见的。然而，情况并非总是如此，这意味着一些症状严重的妇女本可以从 HRT 中受益，却被迫独自挣扎。

假如你有癌症史，我建议你去看专科医生讨论你的选择。重要的是，你要谈论自己的个人情况，权衡风险和收益。这意味着要在每一个案例中找出正确的前进方向。

也要记住，假如 HRT 不适用的话，还有其他方法，这些方法我们将在第 11 章中详述，可以缓解潮热、阴道和泌尿症状，以及调整生活方式。

我得过乳腺癌，可以尝试HRT吗？

并非所有乳腺癌都是一样的。有些癌症是激素受体阳性的，这意味着肿瘤可能在激素的影响下生长。大约 75% 的乳腺癌有雌激素受体，被称为雌激素受体阳性或 ER 阳性（ER+）乳腺癌。[33] 官方说法是，HRT 对于任何有乳腺癌史的女性都是禁用的（不建议作为治疗方案）。然而，假如一位女性患乳腺癌已经是很早之前的事情，或它只在局部生长，也许可以在专科医生的指导下尝试 HRT。关键是关注病人的个人病史，并权衡 HRT 的利弊。

假如你的癌症不是激素受体阳性的，在专科医生的指导下使用 HRT 也许是相对安全的。

如果有家族乳腺癌史呢？

有家族乳腺癌史的女性经常被告知她们不能使用 HRT，事实上情况并非总是如此。

假如你有强家族乳腺癌史（比如，妈妈和姐妹在 40 岁之前被诊断患乳腺癌），你得乳腺癌的可能性会增强，但 HRT 并不会进一步增加风险。同样，在决定是否采用 HRT 之前，我建议你与专科医生聊一聊。此外，假如你担心自己的家族乳腺癌史，你可以请全科医生将你推荐到专业的家族史诊所或本地遗传学中心，从而了解更多信息。[I]

宫颈、外阴和阴道癌

假如你患有宫颈、外阴和阴道癌，一般来说，HRT 是安全的。但也有例外，当然还是应该和专科医生聊一聊。

子宫内膜癌

对于患有早期子宫内膜癌（如 1 期和 2 期）的女性，一项研究表明 HRT 不会增加复发的风险。[34] 然而，对于更晚期一些的子宫内膜癌，现在还缺乏足够明确的数据，因此专科医生提供 HRT 方案时非常谨慎。

卵巢癌

卵巢癌更复杂，它取决于癌症的类型，因为有一些是激素受体阳性。你应该与专科医生讨论个人的收益和风险。

[I] 此处建议基于英国本土医疗体系。保留全文仅供参考。中国患者请参考《中国绝经管理与绝经激素治疗指南 2023 版》。

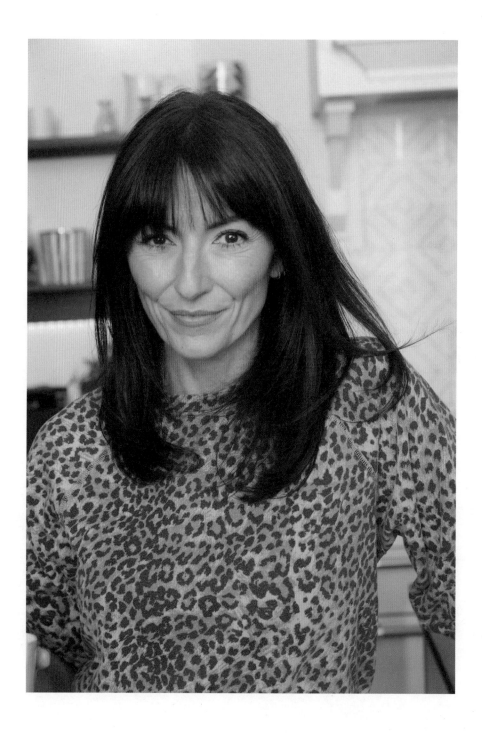

想要聊一聊 HRT 吗？

我建议和你的医生谈谈

全科医生是专门研究普通医学的医生。他们是非常尽职和博学的专业人士，他们的工作非常重要，也希望自己能对病人尽全力。然而，我确实从我自己的病人、社交媒体上的女性以及那些在本书中慷慨分享个人经验的女性那里听说，通过当地诊所不容易获得 HRT。

原因有很多。首先是缺乏培训。2021 年对 33 所英国医学院的一项调查发现，41% 的医学院校在课程上不强制安排更年期教育，[35] 全科医生和妇科医生都严重缺乏更年期培训。

其次是缺少时间。全科医生一天要看几十个病人，对每个病人只有几分钟时间做出评估。

时至今日，WHI 的研究仍然给人们留下了阴影，人们对 HRT 是不是病人的正确选择感到困惑。尤其是关于乳腺癌风险的头条新闻，全科医生不愿意开出他们认为会伤害病人的药物，即便有证据表明事实并非如此。

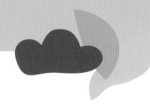

"我相信曾经的那个我会回来。"——米歇尔

米歇尔在生下儿子后出现了血栓，从那之后，她被告知无法使用 HRT。更年期到来后，她锲而不舍地寻求帮助，从而安全地控制好自己的症状。

2000 年，我生下儿子，几天后，我被查出患有血栓，服用了六个月的抗凝血剂，我恢复得很好。那时，我被告知，出于血栓的缘故，今后我将无法接受 HRT。我接收了这个信息，然后就抛之脑后了。

2017 年，我开始感到异样——一种不好的感受。我去看自己的全科医生，当问起是否可以选择 HRT 时，我被很明确地告知风险过大——为什么要冒险？"很多人都经历了更年期，并自己应对。"她说道。我应该权衡一下潮热和其他症状带来的小小不便与 HRT 带来的高风险。我被告知，更年期不会永远持续下去！

我感到自己在乞求整个世界，非常可悲，我离开的时候觉得自己应该就此接受，然后继续生活，像其他女性一样。我戒掉了咖啡因，一周只喝一次酒，做更多的运动，吃维生素，我尝试了所有我能做的事情。我的脑雾非常严重，感觉自己像着了魔似的。由于睡眠不足，我几乎无法正常运转，我无法忍受先生的声音，更别提亲密关系了。所以，我刻意保持了距离。先生不能理解我。因为健忘和潮热，我成了大家的笑柄。这令我沮丧、郁闷和绝望。

2019 年，我回到手术室，偶然碰到了一位以前最喜欢的全科医生。我告诉他，我应付不来，处于崩溃状态。于是他给我的专科医生写信，专科医生确认假如我需要可以采用 HRT。出于风险，我仍心存疑虑。我斟酌了一段时间，看了纪录片后，我想，我有什么可担心的？专家说了我可以用 HRT。在听了科学和数据分析后，我决定联系我的全科医生，向他表示，我会接受提议。现在我已经尝试了几个月的低剂量治疗，关于用量是否足够这个问题，目前还没有结论，但我已经感觉好多了。脑雾开始散去，睡眠在改善，我相信曾经的那个我很快会回来。我的先生该留神了！

米歇尔，谢谢你的故事。谈论血栓以及患有血栓的人们的情况非常重要，感谢你的分享。

"我是一名全科医生，我仍在努力让 HRT 出现在英国国民健康保险体系中。"——宝拉

以下内容会告诉你事态的真实情况，宝拉——一位联系我们的医生——在努力为自己争取 HRT。这是她的故事：

2005 年，我取得了医师执业资格。2009 年，我得了严重的静脉血栓。我的月经通常量很多，还痛经。五年前，我注意到了一点变化，就去了全科医生诊所，咨询变化是否由雌激素引起，但至少被无视了两次，包括诊所的一位女性健康专家。

最后，我私下获得了 HRT，我仍在努力让 HRT 出现在英国国民健康保险体系中。假如作为医生，我都无法获得它，那我真的为其他女性感到担心。

有一件令我高兴的事，作为全科医生，我能够建议朋友们如何接受 HRT，据此，她们从医生那里开到了处方，并从中受益。

宝拉，非常感谢你讲述你的故事。能听到全科医生的看法很有意思。

"我已经忍受了很多年潮热和盗汗。"——莱斯利

莱斯利分享了她和医生之间令人大吃一惊的经历。解决方案呢？她需要等到医生休假，才能拿到自己想要的处方。

50 岁时，我开始出现潮热以及所有其他与更年期相关的症状。盗汗最终迫使我去看了医生。结果他给我画了一张头部图片，上面有一些小点，然后说："这就是你的问题。"似乎我是在臆想。

我忍受潮热和盗汗长达五年之久，尝试了每一种自然疗法，无一奏效。我回到诊所，问接待员，我是否可以换一位医生。当我的医生休假时，我终于换了一位医生，她开出了 HRT。

你的故事令我气愤，莱斯利。我无法相信你一直挣扎了五年。我很高兴你最终获得了 HRT，现在能安然入睡了。但这一切真的不应该发生。

即便这样做不符合你的性格，但在这个节骨眼上，你应该去推动一把。

不要害怕问医生"为什么"。他们的决定是基于什么？决定是否与 NICE 的准则一致？他们是否考虑到了你的处境、症状和你的愿望？他们是否能与同事一起讨论该决定？

假如你仍不满意，当然可以征求别人的意见。可以要求换一位医生，或者要求被推荐给一家医保体系内的更年期诊所。此外，你还可以看私人诊所的更年期专家。

假如你是第一次看全科医生，尤其当你想要尝试HRT时，以下是一些能够帮上忙的小窍门

→ 把你的症状列一个清单，把最急迫的列在最上面。

→ 预约时，请对方推荐医生。前台也许可以把你推荐给能与你谈论围绝经期和绝经的人。

→ 全科医生（那些接受培训成为全科医生的人）是很好的起点。因为他们了解最新的知识，也总是乐于学习。

→ 预约两次会诊（假如能做到的话，无论是面对面，还是通电话）——会诊的时间飞逝而过，给自己一些喘气的时间。

→ 复印一份 NICE 的更年期指南。这份指南是在 2015 年针对更年期的医疗专业人士开发的，覆盖症状、诊断及治疗方法。指南推荐 HRT 作为更年期症状的首要治疗方式。

→ 就诊可能会非常消耗情绪，所以带一个朋友或家人同行，他们会支持你、向医生提问和做记录。

→ 假如焦虑或抑郁是症状的一部分，向医生解释你之前从未经历这些症状。列出症状的详细清单。

→ 假如医生要求你验血，可以拿出上文所说的更年期指南。

→ 雌激素：理想的情况是，事先做一些研究，并决定想要尝试哪一种雌激素。

→ 孕酮：考虑想要使用的孕酮产品。曼月乐环，或与人体类似的微粒化孕酮？

→ 假如你有泌尿或阴道症状，记住，假如全身雌激素不管用或症状变得严重的话，可以使用局部雌激素。

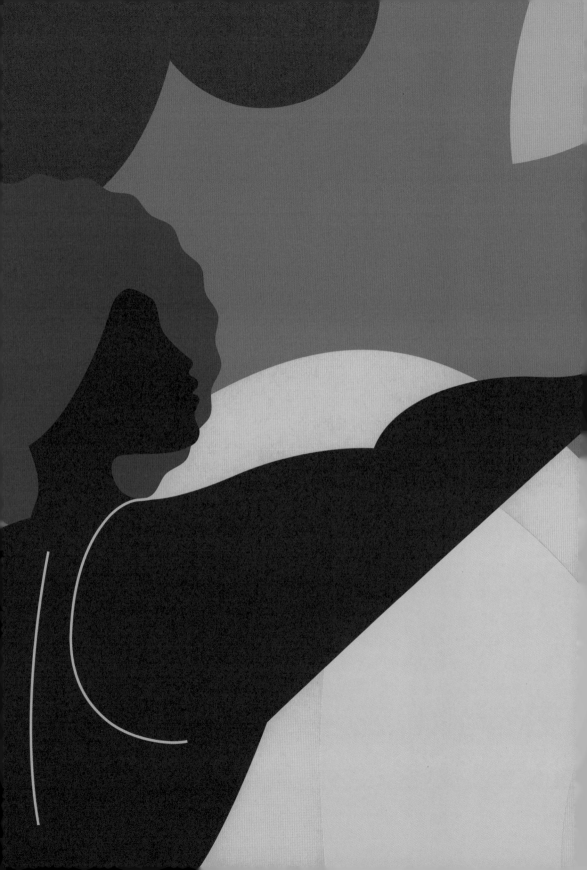

第 7 章

医生，医生……
我不是抑郁，
我是更年期

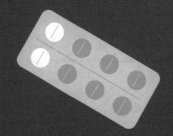

1/4 的女性
因为更年期症状
被要求服用
抗抑郁药物。[36]

当我晚上在推特上与围绝经期、绝经后以及绝经期的女性交谈并向她们学习时，我夜复一夜听到的同一个问题就是抑郁。

回看我自己的心路历程，诚实地说，我可能也有一些沮丧，只是那时我没有往这方面想。我真的找不到答案或者理由。我只是觉得自己有些"低落"或不对劲。

法国人称之为"心神不宁"，就像一种悄然发生的悲伤，慢慢蔓延，突然，它就坐上了你的肩头。可悲的是，很多女性会接受这些感受，心想"哦，是我年龄的缘故"，然后就屈从于它。

这就像各种我们归咎于衰老带来的疼痛，你会想，嗯，我觉得我会慢慢习惯的。

对不起，不是这样的。这是一派胡言。抑郁并不是因为年龄增长而必须忍受的。

我们需要谈谈这些感受，我们需要支持经历这些的女性，给予她们正确的帮助。假如我们不这样做，她们的生命会处于危险中。

你知道45到54岁的女性自杀率是所有年龄段女性中最高的吗？[37]这个年龄段的

每10万名女性中有7人将结束自己的生命。这是15至19岁女性自杀率的两倍多。在65至69岁的女性中，这一比例会降至每10万名女性中3.7人。[37]

这是非常令人咂舌的数据。

我听过一些青少年说，他们的妈妈因为无法应付下去而自杀。这无疑令人心碎。

与女性以及医生（有大量的医生和专家在夜间以线上方式帮助更年期女性）聊天时，我了解到的一点是：假如情绪低落和抑郁是激素变化引起的，那HRT是首要治疗方式。[38]

即便如此，仍听到你们说，抗抑郁药还在继续开给患有与更年期相关的抑郁、焦虑和情绪变化的女性服用。

2021年，一项针对5000名围绝经期和绝经的女性的调查表明：1/4的女性被开具了抗抑郁药物。然而，NICE的指南非常清晰地写到，更年期症状首先应该采用HRT，而非抗抑郁药物。

危险在于，假如激素失调的女性接受了

抗抑郁治疗，却没有效果，这会令她们更恐惧和困惑。接着，她们会被提供药效更强的药物，或另一种药物，可能仍然无效。她们会想，连药片都没有效果，我是怎么了？

假如你和我一样，出生于 20 世纪 60 年代（或更早期），你很可能会想起 60 年代家庭主妇们流行服用安定（Valium），以应对焦虑、失眠及现代生活压力。从 60 年代末至 80 年代初期，安定是美国开药量最大的药物。[39] 人们管它叫"妈妈的小帮手"。

但这肯定是由更年期引起的。女人们在与围绝经期和绝经搏斗，她们四处寻求援助，却只得到了小药丸，就这样被简单粗暴地打发了。

在过去的几十年里，我们一直在使用处方药来平息焦虑，而没有停下来寻求根源。

每一个夜晚，绝无例外，我总能遇到三到四名女性，告诉我，医生给她们开了抗抑郁药物，尽管她们非常确信自己并没有抑郁。她们知道自己没有临床的抑郁症状。那么，为何她们一直被提供抗抑郁药物呢？

"焦虑是我最糟糕的症状。"——玛格丽特

心理健康是贯穿你们故事的主线。更年期开始时，玛格丽特 42 岁，焦虑是最早出现的症状。她说自己一直在担心，尽管她认为自己没有什么可担心的。

我具有所有的症状；肉体的和精神的，但焦虑是迄今为止最严重的。我去看了好几个医生，向她们解释一切，但没有人能够帮助我。我的婚姻破裂了，我不得不放弃工作，

我几乎失去了活下去的意愿。

三个月前，我开始接受 HRT，我的心理状态得到了很大的改善。

就像我在前文中说的，抑郁和焦虑是围绝经期的重大信号——所以，玛格丽特，非常感谢你的故事，非常高兴听你说现在感觉好了很多。

"我的心情跌落谷底。"——吉莉安

吉莉安在 39 岁时因为手术绝经，当时因为皮样囊肿，她切除了一个卵巢。她说，关于绝经后意味着什么，她并没有获得足够的信息，只能独自摸索。

大部分时候，我的心情跌落谷底。我向全科医生求救，让她考虑给我开 HRT。但十分钟的电话问诊后，她决定给我开百忧解（Prozac）。我感到孤立无援，在外援很少的情况下只能靠自己寻找出路。

非常感谢你的故事，吉莉安。我真的希望，有女性在遭遇手术绝经前能读到这本书。因为了解自己在手术绝经后需要什么，以及要求外科医生或专科医生在手术后把你推荐给一家更年期诊所或专家，都是至关重要的。非常感谢。

· · · · · · · · · · · · · · ·

"我们为何没有受过这方面的教育，而这又是必然的经历?"——吉利

当吉利被每天铺天盖地的任务（如更新车保）冲昏头脑时，她发现自己越来越难记住事了。她在想自己的髋部疼痛是否指向围绝经期，于是联系了医生。

2020 年 9 月，我首先通过电话问诊的方式和一位临时全科医生沟通（新冠肺炎疫情期间，无法面对面就诊）。她不听。

接着，我每晚都出现了焦虑。我的心脏似乎要跳出胸腔。我一开始以为这也许和新冠肺炎相关，因为我喜欢社交，还在剧院里工作，新冠肺炎真的影响到了我。

全科医生给我开了抗抑郁药物，让我暂停喝咖啡。这次会诊令我非常生气。我的确减少了咖啡的摄入量，但并没有感到不同。

我继续查阅更年期的资料，与另一位全科医生预约了一次电话会诊。医生态度很好，

但一点儿也不想给我开 HRT，并提到了乳腺癌风险。

他建议我再想一想，假如我的确想要尝试 HRT，我可以要求，他会满足，因为我已经提前做了功课。

所以，我又等了一段时间，一周后达维娜的节目上线了，她在 Instagram 上做了直播。我太激动了，给达维娜发了一条关于 HRT 的信息，她回复了我，让我去试试。

第二天，我给诊所打电话，要求看同一位全科医生。我特地要了与人体成分相同的 HRT。那天，他给我开了药。

只用了几天，我就感受到了作用。我的脑子又回来了，我又像"自己"了，我的能

量回来了，我的关节痛在一周之后消失了。两个月之后，几乎所有的心悸也消失了。

我开始报名参加更年期慈善志愿活动，因为我强烈地觉得，女性应该获得信息。我们为何没有受过这方面的教育，而这又是必然的经历？

吉利，非常感谢你的故事。是的，焦虑以如此奇怪的方式表现出来，是不是？不少人说，她们之前对夜间驾驶、人潮或黄昏从街角商店步行回家并不感到焦虑，突然之间，这些都令她们不安。她们将之归咎于衰老——这是变老的自然现象。而事实上并非如此，这是激素的作用。我很高兴你看了 Instagram 上的直播，它的确有帮助，也很高兴你报名参加更年期慈善活动，向外界伸出援手。干得好！

"孩子们告诉老师，'妈妈总是在哭'。"

——朵拉

对朵拉来说，疫情封闭以及接踵而来的车祸让她到了崩溃边缘。

焦虑重磅袭来，总在夜里把我惊醒，并让我感到恐慌和颤抖。每天晚上，我都发现自己在房间里踱步，肾上腺素在我的身体里奔涌，我知道自己很快就得起床，面对送孩子上学、处理家务、求职。我完全失去了信心、头脑和理智。

然而在 2021 年年初，我还是获得了一份新的销售工作，但另一轮疫情封闭开始了。在我工作的第一周，学校也停课了。

我拼命挣扎，比我之前流的泪都多，经常忘记要说的话，忘记要开的会。孩子们告诉老师，"妈妈总是在哭"，所以学校和我取得了联系，为我们提供咨询辅导。

脑雾击中了我，给工作带来了大麻烦。我是销售负责人，但几乎无法处理一份我已经干了二十年的工作。我没有后援，我犯的每一个错误都会被通报给高层。我工作到很晚，精疲力竭。我一直都非常疲倦，最后遇到了一场车祸，翻车的时候，孩子们还在车里。

我的雇主坚持要我把车祸后请假的时间补回来。最后，我离开了。他们暗示我无法应对。我的先生认为一切都是我的头脑在作祟，我的年纪还没到绝经期，但我已经 45 岁了，而我的妈妈在 42 岁时就经历了绝经。

最后，因为对宫颈癌的担忧，我被拒绝使用 HRT。观看了达维娜的纪录片后，我坚持要转诊到一家专业的更年期诊所。

我不得不说，在写这本书和读了你所有的故事之后，我哭了，真的，坐在这里哭了。朵拉，你所经历的一切令我惊恐。孤立无援，无人支持。我真的希望——也很愿意再听到你的情况，朵拉——专业的更年期诊所对你有所帮助。请保持联系。

"我只是一个正常的中年女性，我想要谈一谈更年期和心理健康。"——萨丽-安

萨丽-安在青少年时期就有心理健康问题，并在生下第一个孩子后因为产后精神问题住院。

之后的二十年，她说自己一切还好，除了 30 岁后期的失眠以及经前期综合征，而后者因为佩戴曼月乐环得到了缓解。

两年前，萨丽-安开始出现潮热，但她认为自己可以对付。她接受了 HRT，这有助于她的睡眠，虽然远非完美。

我目前在经历更年期。两年前，我在2001 年后又一次住进了精神病医院。我经历了药物治疗。现在仍在使用 HRT。我在努力使激素替代疗法的用量平衡。

我之前已经恢复了，状态不错，结果又回到了医院。我已经无计可施。

我是英国人，但现在住在爱尔兰，在这里我得到了很好的照顾，我在努力让精神病专家们相信，激素变化和严重的精神问题之间存在很明显的关联。

我想对各位女士强调，激素变化对你的精神状态会有很极端的影响。我并不是一个"我要管理联合国，但紧接着我的脑子变成了一团糨糊"的那类女性，我只是一个平平无奇的中年女性，上周刚满 50 岁，我想要谈一谈更年期和心理健康。

萨丽-安，非常感谢你的故事。作为一个深受心理健康和其他问题困扰的病人，对你和正在阅读来信的我来说，激素对心理健康的作用是值得探究的。我很喜欢最后一句：我只是一个平平无奇的中年女性，上周刚满 50 岁，我想要谈一谈更年期和心理健康。这指的是我们所有人，我们都在你的身后。

除了激素，还有很多其他方面，也会导致更年期时的焦虑和抑郁。首先是睡眠不足，然后是对未知的焦虑，觉得身体里有东西不对劲，却不明所以。

记忆衰退、脑雾也会导致焦虑。脑雾会让你觉得有事情没有做完，或者把真正重要的事情抛之脑后，或者自己没有"跟上趟儿"。

我不是一名心理医生，也不是科学家，但我觉得我的低落情绪有一部分源于我觉得更年期是我人生的最后一章，是某些事物的终结。某种程度上，有些悲哀。

当我意识到自己已经绝经时，令我悲伤的是，我不能再有孩子了。并不是因为我还想要孩子——事实上，我知道我不想要。然而，更年期仍然意味着我生命中的那扇门关上了，我也用了一段时间与其和解。

人生这一章节的结束，并不仅仅是生物学上的，它与女性气质以及你作为一个人该如何息息相关。到了更年期，你需要重新评估你如何看待自己作为一名女性。我明白并非每一个女人都有这样的感受，但我从 17 岁开始，就觉得自己注定要生育孩子。而有一段时间，我的人生使命似乎消失了。

这一章揭开了围绝经期和绝经期心理健康的面纱。什么样的治疗是有用的？如何得到你想要的治疗？假如遇到阻碍的话，你该做什么？

记住，当你获得了足够的信息，就有能力做出正确的选择。

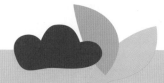

娜奥米医生：

为何抗抑郁药物并不总是

更年期相关情绪问题的解决方案？

抗抑郁药物被广泛用于治疗抑郁症，因为它们非常有效——但这与激素引起的情绪低落是不同的诊断。

虽然绝经和围绝经期的情绪变化范围——焦虑、抑郁、生气、易怒、落泪——确实可能与抑郁症重叠，但关键的区别在于更年期症状与激素相关。

雌激素水平下降直接影响脑部作用于情绪调节的化学物质的产生。

抗抑郁药物的确有些作用，但在更年期，HRT 一直被证明是治疗女性情绪紊乱的最有效方式。

那么，为何抗抑郁药一直被提供给更年期女性？

这是一个非常现实的问题，因为缺乏对专业医疗人士的深入更年期培训，加上问诊时间不够，全科医生看见有心理健康问题的病人就会常规性地开抗抑郁药物，但不一定会将症状与更年期联系在一起。全科医生很少有时间花在病人身上抽丝剥茧地研究一系列复杂的症状。假如更年期没有浮现在脑海里，那就想不到了。

如何第一次就获得正确的治疗？

众所周知，医生出诊的时间非常短，所以你需要简洁明了地说明自己的症状，告诉医生你相信自己的症状与更年期相关，从而避免在诊断时浪费宝贵的时间。

→ 直截了当提出围绝经期或者绝经，让它成为对话的重心。

→ 说清楚自己的症状，医生就能对你有一个详细的了解。假如症状反反复复，也要对此进行说明。

→ 假如你感到低落或焦虑，但不认为自己抑郁了，要说清楚。

→ 说明你想要尝试的治疗方式，比如 HRT。

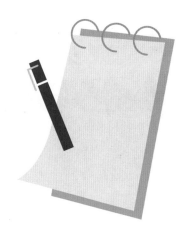

假如医生给你开了抗抑郁药物，问他们五个问题：

为什么开这些药？

我抑郁了吗？

这些药会怎样帮助我？

我能用 HRT 替代它们吗？

假如你对回答不满意，可以说：

我能换个医生吗？

解决对策

开始采用 HRT 后，情绪问题会在四天至三个月内开始改善。睾酮大概需要四个月时间生效。

但是，你可以尝试一些其他的方法——今天、现在就可以尝试其中一些——来帮助你渡过难关。

认知行为治疗

认知行为治疗是一种谈话治疗，帮助你识别和改变无益的思考模式。它被应用于一系列心理健康问题。在 NICE 的更年期指南中，也被推荐用于与更年期相关的情绪变化，同时对潮热也有帮助。

你可以让全科医生给你推荐本地服务，也可以选择私人医生。治疗可以在线上进行，以团体或一对一的形式。

关于认知行为治疗，我听说了一些很棒的案例。我个人没有试过，但听说它有神奇的效果，尤其对于那些出于医学原因不能采用 HRT 的女士来说。假如你在等待 HRT 生效，或你无法尝试它，可以把认知行为治疗放在你的清单首位。

正念冥想

正念冥想是指训练大脑屏蔽周围世界涌来的所有噪声，关注当下。

我热爱正念冥想。我断断续续地练习了九到十年的时间，但它真正发挥作用是在 2020 年第一次疫情封闭时。学校停课，工作搁置，我甚至担心去超市也是不安全的。我晚上会躺在床上，为世界感到焦虑，或者会过早醒来，感到自己胃里打结。我无法看电视或听音乐。这对我来说是一件很奇怪的事情，因为我曾经对两件事都充满了兴致。

为了保持理智，我不得不尝试做些什么。所以，我又开始了正念冥想练习。我下载了 Headspace 这个 App，每天会在指导下做大概十分钟的正念冥想。

这真的非常神奇，就像给油箱加满油。因为我对自己更友善了，我更能活在当下，也成了更好的母亲和朋友。

可不止我一个人这样觉得。研究表明，正念冥想对更年期的抑郁、焦虑、失眠甚至潮热都是有帮助的。[40]

动起来

好的，我把这一项放在有益事项清单的优先位置上并不奇怪。

运动对你的心理健康非常有益。它能帮助你入睡、管理压力、让思绪平静下来，给你巨大的成就感，以及找到关注点……好处数不胜数。

我把运动称为我的身体和大脑的锻炼。即便你只是锻炼了二十分钟至半个小时，遛狗、独自或与人同行——感受一下拂面而来的新鲜空气，或感受阳光雨露。有时，我最爱的是雨中遛狗的时光。

感受拂面而来的新鲜空气，或一阵风吹过头发——与自然相连是如此治愈。即便你生活在城市里，你也可以与自然相连：抬头仰望天空、感受阳光、观察小鸟、聆听声音、看日出……与自然联结。

运动还会释放内啡肽，这是一种令人感受良好的化学物质，能促进身心健康。第12章推荐了一些有益于更年期的运动，你可以从那里开始。

"封闭期时的散步拯救了我。"——宝拉

假如你不相信散步对心理健康的好处，请阅读宝拉的故事。

49岁时，除了月经不规律，宝拉还出现了潮热。她情绪低落，饱受焦虑、自卑、

妄想和失眠之苦。

当我觉得自己的甲状腺水平不对劲时，我去看了全科医生。但检查甲状腺水平的验血结果显示正常，医生向我推荐了认知行为

治疗。

因为关节疼和坐骨神经痛，我停止了跑步。我开始感到失控。脾气暴躁，仿佛生活在地狱中。在工作中，我完全失去了自信，我无法记住任何事情。我的父亲得了阿尔茨海默病，住在一家养老院里。

我完全无法应对。2020年2月，我的情绪突然失控——我完全迷失了自己。我走出房子，走进车里，像疯子一样开车，歇斯底里地哭泣，呼吸困难，试图找到逃离的方式。

新冠肺炎和封闭紧接而来。讽刺的是，第一次封闭拯救了我。我开始长时间散步，这对我的心理健康非常有帮助。

谢谢你，宝拉，谢谢你的故事——这显示了运动能在多大程度上起到作用，我也经历了同样的情况。第一次封闭期——以及第二次封闭时的1月——我在用力挣扎，散步真的拯救了我。你也许会想，呃，从散步中我能得到什么锻炼？但散步本身就是锻炼，假如你努力一些，就会气喘吁吁——摆动手臂，加快一点点速度。这对你有好处。

和自己约会

当我真的忙于工作，以及忙碌地生活时，那些有帮助的事情（如运动和正念冥想）会被搁浅，不久以后，我就能感受到负面影响。

想一想你的爱好，以及你爱做的事情。什么会让你放松，令你感到快乐？不需要非得是大动作或非常烧钱，可以是收听新的播客节目或者有声书，或走走路。

把这项活动写入你的日程表，就像你在本子上记录重大工作会议、家长夜间计划或密友的生日那样。腾出一些私人专属时间，并且坚持这样做。

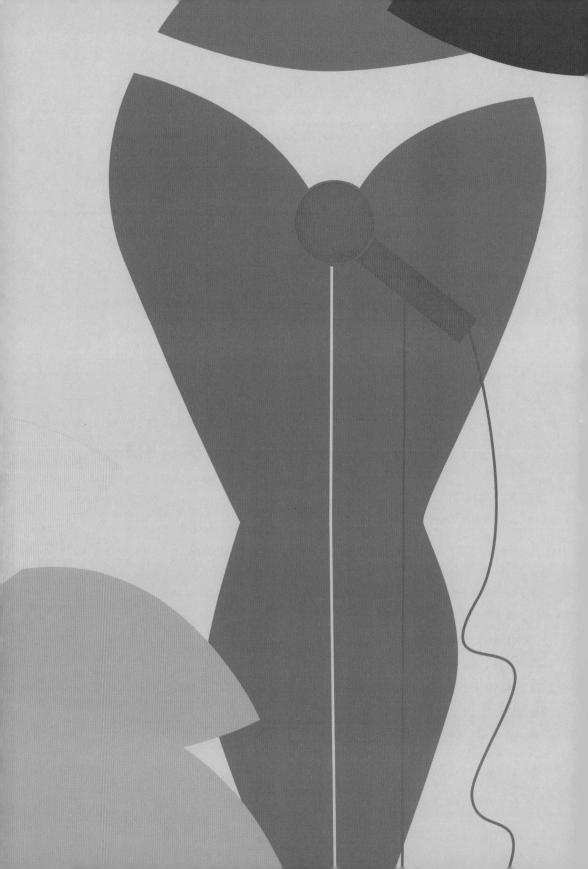

第 8 章

干涩阴道独白

外阴阴道萎缩

听起来似乎你的阴道
已经宣告死亡，
去了干涩枯竭之境，
是吗？

别怕。
我们已经找到钥匙，
让你重获新生。

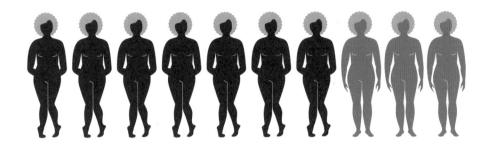

70% 绝经后的女性
有阴道干涩的困扰

好的，让我们来谈谈阴道。我会谈谈你的，也会聊聊我自己的，尤其说说干涩的阴道。我想，它很可怕。就和它听上去一样可怕，尽管也许没有它的医学术语"外阴阴道萎缩"那样糟糕，听上去它像是被时间冻结了，像是它已宣告死亡。

但是听我说，我们很多人都深受其扰，我们不应该为此感到尴尬——但我们很多人不同程度上都会。它很可怕，我们需要谈谈它，因为我们有简单、安全的解决方案，好吗？

这是一个始于围绝经期和绝经时的问题。你是了解情况的：发炎、疼痛、红肿、紧绷、不舒服、疼痛、愤怒、彻头彻尾的痛苦。我猜你们有些人读这本书时，正在感同身受呢，对吗？

我知道，回忆起小便时擦拭的痛苦，我就会畏缩。我曾坐在马桶上想，天哪，为什么会这么疼？太奇怪了。这是因为我自己的身体无法产生润滑剂，所以厕纸就变得干涩了——它卡住了。似乎疼痛是我一手造成的，于是我用轻拍代替了擦拭。

看，我非常羞愧，我感到尴尬。我不愿意和任何人谈论它，我当时也不知道它是围绝经期的一部分。我以为是自己生病了。

我想，如果一个医生和你谈论围绝经期

的症状时，能聊一聊阴道干涩，那真的真的有帮助。假如有全科医生正在阅读这本书就太好了。我们也许会列举那些医生了解的症状，却很可能会遗漏阴道问题。我们更愿意被问及阴道问题，而不是主动提起。我们甚至不喜欢和对方谈论它，所以我们肯定不会热衷于就此滔滔不绝。所以，请开口问我们。

现在，已经了解了这些，我不应该为此再有一丝尴尬和一点羞耻。尽管我曾经历了围绝经期——很可能也经历了绝经，但因佩戴曼月乐环多年，不太察觉。但阴道干涩这件事困扰了我很久。但在当时，我有告诉过任何人这件事情吗？没有。我应该谈论它吗？是的。但为什么呢？

超过一半的绝经后女性遭遇了阴道干涩[41]，尽管这是最普通的症状之一，却是最少被提及的。我们需要去改变它。因为阴道干涩会令最简单的事情——运动、穿裤子，甚至坐着——几乎无法完成。因为它会让性生活极其痛苦。因为它会让上厕所像是受刑。

绝经后，大部分症状都会消失，而这一项会长期存在。当你解开牛仔裤时，你的阴道似乎有个内嵌声音系统在喊叫"别忘记我的存在"，但没有人——没有人——需要听到这些。

还有一些相关症状，比如尿路感染，让人半夜来来回回上厕所。感觉自己急切地想要上厕所，结果只有一滴。我恨它！

我们会谈论这些症状吗？不，我们不会。这是为何我要结束这段干涩阴道独白。我们需要的是阴道对话，把这个问题带到公开的地方，谈论它、直面它。

即便这些症状都是耳熟能详的，你需要知道的是，忍受它们并不对，总有办法可以有效地、彻底地对付它们。阴道局部雌激素替代疗法既便宜又有效，且没有全身激素替代疗法所伴有的风险。

三件需要记住的重要事项：

你不是唯一的一个。

你无须为任何事情感到尴尬。

你无须忍受阴道干涩。
它完全是可以被治愈的。
你拥有选择，我们马上就会告诉你。

范妮、明奇、女士花园[1]……你知道外阴和阴蒂的区别吗？

一头扎进这个话题之前，让我们先暂停一下，确保大家在术语理解上保持一致。

许多人混用阴道和外阴这两个概念，而它们是完全不同的两个器官。2021 年的一项研究[42]发现，将近 40% 的英国人在图表中会标错阴蒂的位置，有一半人无法标对阴唇，而只有 18% 的人知道会阴的所在。

范妮、明奇、女士花园——你怎么称呼它真的重要吗？当然不是。我并不是说我们都需要取得一个公共研究的博士学位，或者都必须开始玩闭上眼睛给外阴贴尾巴的游戏（这是个坏主意——请不要这样做）。但了解和使用合适的术语真的可以帮助你在就诊时表达自己的症状，准确解释自己的问题，并得到想要的治疗。

所以，不要在后面偷偷笑，跟我一起复述……

外阴是一个含义甚广的术语，指你能看到的外部器官，包括阴道口、小阴唇和大阴唇，以及阴蒂。

阴道是阴唇内的爱情通道（大约八厘米长）。

我的阴道发生了什么？

雌激素负责使我们的外阴和阴道快乐、健康、运作正常。它有助于保持组织润滑和饱满，使肌肉有弹性、柔软和强壮。

围绝经期和绝经时，雌激素水平会下降。此时，这些结构会失去力量，组织会变薄、变脆弱，肌肉也会失去力量和弹性。

这是我在小便后使用厕纸擦拭时，感觉灼热和疼痛的原因。但对一些女性来说，情况可能会很严重，以致她们几乎无法坐下，或碰到衣物。

你们中的很多人坦诚地谈了自己在面对阴道干涩时所做的挣扎。从我的个人经历来看，这不是一件容易的事情。

但重要的是，我们这样做了。

I　都是英语中用来称呼女性生殖器的词。——译者注

"我再也承受不了这样的痛苦。"——艾莉森

在诸多故事分享者中，有 60 岁的艾莉森。过去的十几年里，她一直受到阴道干涩的困扰，此外，还伴有性欲低下、严重的焦虑和惊恐发作。她让自己相信这是膀胱炎，但每一次尿检完后，结果几乎总是阴性。艾莉森做了一些研究，发现她在过去十几年中一直在忍受的症状，听上去很像是阴道干涩。

阴道干涩是一场彻底的噩梦，有时会让我想要自杀。

在受此折磨的十多年里，我感到深深的痛苦和不适。有时，日常步行、弯腰、入座，甚至躺在床上都令人难以忍受。

最后，医生建议我做一次膀胱镜检查（一种检查膀胱和尿道问题的小手术），然而，医生没有找到任何问题。

我想要掘地三尺找到问题的根源。一次偶尔的机会，我关注了莉兹·厄尔（Liz Earle），她谈论了很多自己更年期时的经历，以及她有多希望帮助其他女性渡过同样的难关。

我开始意识到，我也许应该考虑使用 HRT。我一直反对 HRT，但我内心知道自己无法在如此痛苦的情况下继续生活。看到我如此不快乐，我的家人也深受煎熬。

去年，我礼貌地告诉医生，我想要开始使用 HRT。现在，我意识到，这是我做过的最好的决定之一。我的症状在六个月后才得以改善，但现在我感觉非常好。我的个人生活和家庭生活质量都变得更好了。

艾莉森，我爱这个故事。首先，谈论这样的事情非常重要。其次，你提到了莉兹·厄尔，她是一位杰出的更年期勇士，为广大女性做了很多了不起的事情。我很高兴她说出自己的问题帮到了你，现在你说出自己的问题也将帮助很多女性。这就是我喜欢的：女性彼此支持。太棒了。我很高兴你的生活质量，以及你的家庭生活质量，都大大提高了。

疼痛、棉条问题和电击感：
阴道干涩的信号……
以及一些令人惊讶的事实

一些最普遍的症状包括：

→ 疼痛

→ 发红

→ 瘙痒和灼热

→ 发炎 / 肿胀

→ 性交疼痛

→ 性交前以及性交时的干涩

→ 做宫颈涂片检查时的疼痛

棉条掉落通常是阴道干涩的早期信号之一。这是因为无法将棉条塞在足够高的地方，阴道内部的肌肉也变得不那么强壮。

组织变薄不仅影响阴道内部：阴唇、阴蒂以及阴道口可能变薄并裂开。虽然很多人都注意到了润滑液的缺失，但萎缩实际上会导致产生比之前更多的分泌物。

另一个不太为人所知的症状是电击感，娜奥米医生的一位病人给这种症状取了一个很合适的绰号"闪电范妮"。

阴道干涩不同于阴道炎

很多女性会把阴道干涩当作阴道炎，尤其她们曾经得过阴道炎的话。

原因很简单，有一些症状，比如说疼痛和刺激感是相同的。

问问你自己：

→ 坐下时、做运动时或穿紧身裤时，是否会疼？

→ 你最近是否做过涂片检查？涂片检查令人不适，但应该不会疼。

→ 过性生活时，你是否感到干涩、缺少润滑或疼痛？

→ 你的外阴外观是否有改变？

→ 假如你在用 HRT，其他症状都消失了，但阴道干涩仍然存在。如果发生了这种情况，请与你的医生讨论解决方案。很多人发现需要使用局部雌激素产品（药膏、凝胶、阴道栓剂或药环）。

假如你想阅读更多关于这个话题的内容，可以参考简·刘易斯（Jane Lewis）的书《我和我的更年期阴道》（*Me & My Menopausal Vagina*）。

不要羞耻、不要尴尬

很多女性非常乐意公开谈论自己的潮热，而当说起阴道症状时，就像进入了一个禁忌话题——这是可以理解的。回想一下学校里那些安静的性教育课，想想我们小时候玩的娃娃都没有任何生殖器。谈论外阴和阴道在过去不是一个有"教养"的女孩会做的事情。而对一些社会来说，这仍是个禁忌。

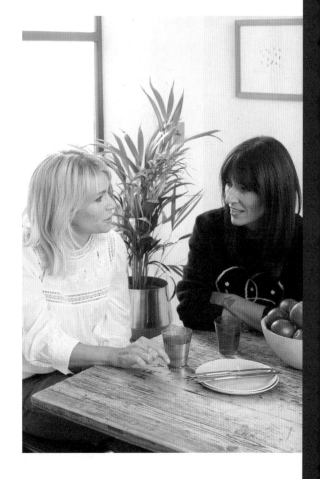

这种情况必须改变。阴道干涩不是那种会自行消失的问题。假如你身上出现了这些症状，请去做检查，这样你和医生才能找到适合你的治疗方法。

医生已经习惯了看到各种形状和大小的外阴，所以真的没有必要感到尴尬。

阴道干涩完全是可以治疗的，但它需要正确的长期治疗。

现 在 我 知 道 了 问 题 是 什 么

—— 我 应 该 如 何 解 决 ？

娜 奥 米 医 生 的 治 疗 指 南

这里有一个处方和非处方治疗的大纲，可以帮助消除这些可怕的症状，并让你重新回到自己的生活中。

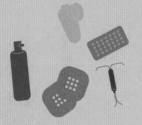

全身激素替代疗法

全身激素替代疗法是阴道干涩及其他症状的有效治疗方式。你可以期待干涩症状在几个月内改善。

然而，激素替代疗法不一定对每个人都是足够的，所以还有一些针对性的治疗方式来解决阴道干涩。

局部雌激素——药膏和凝胶

这些治疗方式被称为局部雌激素，因为它们直接用于患处。它们会取代雌激素，为组织提供修复的机会，总体上改善症状。

药膏和凝胶涂抹在外阴和阴道的皮肤上。一般来说，最初几周你需要每天涂抹药膏或凝胶，然后在护士或医生的指导下，一周涂抹两次或三次。

我该如何使用？

你可以按照以下两种方式之一使用：用涂药器直接将药膏涂抹在阴道内——大部分用户选择在睡前用药，那样睡觉时药膏能保持在原位；或者你可以用指尖把药膏涂抹在外阴及周围。凝胶通常配有涂药器，也可以用指尖。

优点:

+ 涂药器可以减少脏乱感。

+ 你可以把它涂抹在外阴上或外阴周围，这样对外部症状也有效。

缺点:

– 它仍有一些脏乱！

– 目前只能开处方药，但这一点也许会改变。

– 有些女性觉得它们会有些刺激。

阴道雌激素药栓

一般来说，在前两周需要每天使用，之后一周两次。

我该如何使用？

有的药栓配有一次性的涂药器，可以帮助插入阴道送药。有一些低剂量的药栓，形状像较小的子弹，不需要涂药器。

优点:

+ 有人更愿意用药栓，因为它们比药膏更干净。

缺点:

– 与药膏和凝胶不同，你只能把药栓直接用于阴道。

– 尤其是那些没有配涂药器的药栓，融化时会产生分泌物。

– 有些女性觉得它们会产生局部刺激。

普拉睾酮（Intrarosa）

这是一种含有脱氢表雄酮的栓剂。它们会转化为雌激素和雄激素，继而作用于局部组织。

我该如何使用？

借助或不借助于涂药器均可。

雌激素环

雌激素环被放置在阴道内，雌激素会在三个月内逐渐释放。

我该如何使用？

这是一个柔软有弹性的硅环，你只需要把它放进阴道内；或者在第一次尝试时，请一位专业人士帮你。

优点：

+ 放进去后，你就可以把它抛之脑后。

+ 在性生活前取出，或放着不动。

+ 它是药膏、凝胶、涂药器的替代品，并且没有那么脏乱。

缺点：

- 每三个月需要换一次。

- 有些女性觉得这是一个精细活。

奥培米芬（Senshio）

一种口服药，用于治疗发生在不适合局部阴道雌激素治疗的绝经女性身上的中度至重度外阴阴道萎缩。其中的活性成分奥培米芬是一种选择性雌激素受体调节剂。这意味着它和雌激素在一些身体组织（如阴道）中的作用相同，能帮助减少外阴阴道萎缩的症状。

非激素的治疗方式是什么？

有一些非处方产品，可以和 HRT 或局部雌激素一起使用，如果你不能或不想使用 HRT，也可以单独使用它们。这些治疗能令你更舒适。它们不会像 HRT 或局部雌激素那样替代激素。

阴道润肤剂可以保湿，舒缓组织，减轻刺激和灼热感。最好的产品酸碱平衡度做得非常好，可以匹配阴道的天然 pH 值和渗透压。[43] 与雌激素药膏和凝胶一样，你可以用涂药器把润肤剂涂抹在阴道内，或用指尖将它们涂抹在外阴及其周围。你可以在第一周每天使用润肤剂，然后再看是否可以减少至一周几次，这取决于你的症状有多严重。

性生活之前，可以把润滑剂涂抹到外阴和阴道上，使阴道润滑。选择 pH 值在 3.8 至 4.5 的药剂。

尽量避免使用含有对羟基苯甲酸酯、壬苯醇醚以及氯己定成分的产品。

使用局部雌激素？为何病人手册上的信息有误导性

在英国，当你拿到处方时，不管是药膏、涂药器或凝胶，都会有一本风琴褶状的病人信息手册——或病人错误信息手册，我想要这样称呼它。

通常，在使用说明外还列有大量的健康警告。但这些警告可怕且具有误导性，因为列出的风险适用于全身激素替代疗法，而非局部激素替代疗法。

而实际上，这些产品在几乎所有场景中使用都非常安全。

→ 阴道雌激素的风险程度与普通 HRT 不同。

→ 不会增加乳腺癌的风险。

→ 不会增加血栓的风险。

→ 几年后，你**不需要**停止使用它，这非常重要，因为阴道干涩经常会持续到你绝经后。

局部雌激素是安全的。它很管用，几乎可以无限期使用。

其他重要提示

香氛沐浴露会加重刺激。清洗外阴时，最好使用温水。

你可以让医生开润肤剂——覆盖皮肤，形成保护层，锁住水分，舒缓肌肤疼痛。

避免穿紧身衣物，直到症状得到控制。

又要起夜上厕所吗？

又开始尿路感染了？

当你大笑或打喷嚏时，
又漏尿了？

排尿、感染及你的骨盆底

你要留意诸多泌尿系统问题。

"我患泌尿系统感染已经有十多年了。"——海伦

在过去十年间，我一直受到泌尿感染的折磨。我做了超声检查，确认体内是否一切正常。用了六个月低剂量的抗生素后，我现在仍在忍受痛苦。我现在55岁了，我相信，这一切与绝经相关……

谢谢你，海伦，这听上去确实像绝经，希望你现在已经解决了这个问题。

雌激素不仅使我们的外阴和阴道健康，也能保护我们的泌尿系统。雌激素能使我们骨盆底部的肌肉紧实和强壮（我猜你在做盆底训练？是的，我也是），而这又能反过来稳定子宫、膀胱和肠道的位置。

不止于此，一个强健的骨盆底在令人满意的性生活中扮演着重要角色：骨盆底深处肌肉中的一层在性高潮的感受和强度方面起到很大作用。

而当雌激素消失时，这些肌肉也变弱了。不仅如此，我们的尿道中到处都有雌激素受体，它们对任何激素变化都非常敏感，同时膀胱和尿道的内膜变薄了。

这会导致以下症状：

→ 压力失禁——当你大笑、打喷嚏、咳嗽或抬重物时会漏尿。

→ 频繁有尿意，尤其在夜晚。

→ 急性尿失禁——当你迫切需要小便而不能及时去厕所时。

大约有 1/3 的女性患有尿失禁。[44] 是的，这不会威胁生命，但你偶尔在大笑时会漏尿，或需要进行策略性上厕所"以防"尿急，这是你在生育后或经历更年期时需要忍受的事情。事实远非如此，这些症状会让你很痛苦，并影响你生活的质量。

更年期会改变阴道的 pH 值平衡，让你更容易受到泌尿系统和其他感染的影响，这会令人身体虚弱，且难以治疗。若长时间不治疗，你可能会患上慢性感染，这会改变你的生活。

尿路感染的信号：

→ 尿急

→ 小便时疼痛或灼烧

→ 有尿意，却只能尿出点滴

→ 浑浊的、刺激的或含血的尿液

→ 下腹部或背部疼痛

→ 发烧

"十二次尿路感染后，我已经不再计数了。"
——莎伦

问莎伦就够了。她的更年期非常平静，直到她开始遭遇不断复发的尿路感染。她一开始是在一次常规涂片检查中感觉到了疼痛。最后，她向一位营养学家求助，遵循无糖饮食，尝试各种补剂，有一些作用，但很难维持。尿路感染又卷土重来，最后她终于得到了自己想要的帮助。

护士尽努力为我做了涂片检查，因为疼痛难忍。这让我非常吃惊：我之前从未有过问题。我想知道为什么，却没有被告知原因。我的性生活并不频繁，所以我试着忽视自己的处境，但做运动的时候，尤其是做瑜伽时，我觉得非常不舒服，有一种内在的灼烧感。

六个月之后，在一次长途飞行后，我患

了尿路感染。接着,是一次又一次……在十二次尿路感染和三次肾脏感染后,我已经不再计数了。我去看了医生,他唯一的建议是,上厕所后,从前往后擦拭,以及在性生活前要淋浴。呃……喂,我58岁了,我知道如何淋浴,以及我理解基本卫生要求!

然后,一位乐于助人的女性全科医生说,这些症状可能和阴道萎缩相关,阴道涂药器也许会有用。我马上按照医生的叮嘱执行,

天哪,效果惊人。我忍受了两年,都没有意识到这是缺少雌激素所引起的连锁反应。我希望,自己能更早地了解它。

我不愿回想,因为尿路感染我在过去几年所服用的抗生素总量——尿路感染前,我几乎不需要它们。假如我的全科医生或护士把绝经和尿路感染联系在一起——这个问题在几年前就能解决了。

"为何没有人谈起过它?"——莎拉

你们需要应对的不仅仅是尿路感染。莎拉还遭遇了外阴痛,或者说是外阴长期无法解释的疼痛,这些也许是由于激素改变引起的。

多年后,我的病情才得到确诊。这是在我经历了很多年的痛苦后,我长期感觉有阴道炎、膀胱炎以及突然发作的疼痛,感觉自己要发疯。

为何没有人谈起过它?

"痒的感觉是难以形容的。"——克莱尔

克莱尔被诊断出患有一种叫硬化性苔藓的皮肤病，这种病会导致外阴上出现白色皮肤斑块。这种病已经潜伏多年，但在更年期时变得更糟，让她生不如死。

大多数时候，我痒到想把自己撕裂。由于晚上会更痒，我的睡眠受到了影响；性生活也没了。我一直没有把它归咎于更年期，直到我去见了一位改变我人生的全科医生，在我痛哭流涕时，她很耐心地听我倾诉。

皮肤的强烈瘙痒和脆弱是难以形容的。检查后，我的全科医生告诉我，我的阴道萎缩变薄了。皮肤表面有小裂口及水泡，因此我一直很不舒服。

医生迅速给出了解决方案，是HRT……她继续解释说，由于绝经前体内激素的减少，情况才变得如此糟糕。终于有人在听我说话，我如释重负，再一次落泪。

现在我用HRT已经有两年了，尽管我还需要"管理"一下自己的状况，但症状已经得到了很大的改善。我曾一度怀疑自己是否能忍受这种病症对我余生的影响。

莎伦、莎拉和克莱尔，非常感谢你们分享这些故事，让女性听到绝经和围绝经期会以多种不同方式影响阴道和泌尿系统。但我很高兴，我们都在谈论这个话题，因为这些故事肯定会帮助其他女性去获得她们想要的支持和治疗方式。因为，正如我们所知，这是你一辈子都可以采用的治疗方式，会让你有一个完美、功能良好、柔软、润滑的阴道。

另一件我们从克莱尔和本书中其他女性那里了解到的可怕事情是，她们曾经经常怀疑自己能否一辈子与自己的病症共存。这是不可接受的。

我能做什么？

好消息是，我们拥有诸多选择可减轻症状、使日常生活更舒适。

→ **补充激素**：全身或局部激素替代疗法，或两者都用，可以替代自身不足的激素。

→ **假如你觉得自己有尿路感染，去看医生**：不要擅自用药，你也许需要抗生素来治疗感染。

→ **膀胱训练**：尝试在你真正需要时才去小便，而不总是以防万一有机会就去。这会使膀胱明白自己何时是充盈的。

→ **营养剂**：D-甘露糖（D-Mannose）是一种可以降低尿路感染风险的营养剂，能防止细菌附着在尿路壁上，从而引起感染。

→ **骨盆底问题**：请医生将你推荐给专家或女性健康理疗师。

"我们性生活的光亮熄灭了。"——吉玛

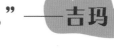

在第三期宫颈癌治疗后，吉玛绝经了。分享自己的故事时，吉玛正在等待一位激素替代疗法专家的会诊，这是她完成治疗的六个月后。

确诊宫颈癌的过程并不顺利，当我说自己的出血不太正常时，我感觉全科医生并没有听我说话。他也没有和我谈论绝经或HRT，我在等待医院把我推荐给一位专家。

确诊后，当我第一次和医生谈论治疗方案时，绝经只是治疗后可能出现的副作用之一，仅此而已。但在治疗后，我之前是，现在也是，一团糟。

在放疗和化疗期间，我变得连走路都会大汗淋漓。潮热的感觉非常强烈，我需要尽可能脱掉衣服。我感到非常孤单，没有朋友能够理解。

我的爱人一直陪伴着我，但我们性生活的光亮熄灭了。我没有性欲。治疗后使用扩张器检查非常疼，接着，小便也变得疼痛。因此，做爱的念头在我脑中微乎其微。

我变胖了，但并没有多吃，因为治疗后，我对食物和酒精兴趣索然。

我过去身材健壮、热爱跑步。但现在我没有动力运动，我的髋部和腿都有疼痛感。

我变得非常健忘，与焦虑和脑雾做抗争。我开始在 Instagram 上谈论自己的问题，最近我在上面建了一个新的话题标签，这样可以更多地谈谈自己所经历的；我想要聊一聊宫颈癌、绝经。我被抛进了一个既不明白也不理解的世界中，没有援手，没有警告，不知道我的人生将会往多糟糕的方向转变。

吉玛，非常感谢你让我们在本书中收录这个故事——我真的真的希望你会读这本书，它会帮助你理解自己在经历的事情。也许你能从中找到一些办法，用来解决你的问题，因为你一定能用我们在书中谈到的办法来减轻一些症状，我真心希望它们对你管用。

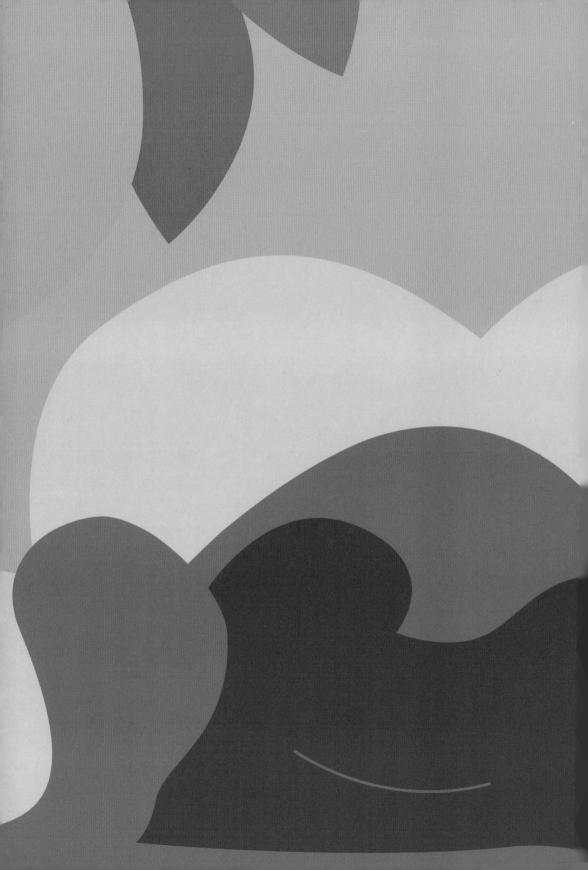

第 9 章

感到愉悦：
为何美好的性生活
不应该在更年期停止

"我想要那个
性感的我回来。"

"我告诉医生关于
阴道干涩的事……
他们说用进废退。"

"我们性生活的
光亮熄灭了。"

"性生活变得不同了，
变得更好了。"

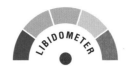

84% 的围绝经期和绝经女性认为，
拥有活跃的性生活非常重要。[45]

但 80% 的女性认为
围绝经期和绝经影响了她们的欲望。

让我们别拐弯抹角（对不起）；更年期会对你的性生活造成巨大的破坏。

激素下跌，疼痛，所以当另一半轻推你建议滚床单时，你会有"我六点就醒了，别烦我"的感受。

很多女性告诉我，她们的性生活消失了，不确定是否能让魔力回归。我曾经历过这些。夜晚大汗淋漓，我感到自己毫无吸引力。酸痛、阴道干涩以及皮肤干燥、记忆力下降——没有一样能让我产生冲动。但我想让你们知道，更年期以及绝经后（假如你还有兴致的话），你可以且将会有令人惊叹的、在华丽的吊灯下摇摆的性生活。我正好请到了一位女士告诉我们该如何做：了不起的萨曼莎·伊凡斯（Samantha Evans），我非常崇拜她。她曾是一名护士，也是 Jo Divine 的创建者，假如你想购买任何一种情趣玩具、衣物、润滑剂——任何——这是一个不错的网站。她是一位全方位的性生活专家。她也很博学，尤其是针对围绝经期和绝经的女性，本章稍后会介绍一些她的小窍门，帮你挪开卧室里的大石头。

你也许还记得，萨曼莎在我的纪录片中出现过。她的建议非常好，以至于在节目播出的几个小时内，你们把她的网站清空了。我登录她的网页只是想看看——很显然是为了工作——但发现什么都不剩了：所有的库存都已售罄。所以我知道，我需要在本书中为她腾出空间。

所以，准备好迎接萨曼莎的更年期性生

活宝典，从你需要放在床头柜上的情趣装备，到伴侣间最好的沟通技巧，以及自慰的益处。

此外，我们也将聆听你们的故事，关于更年期如何影响你们的性生活，其中一位女性发誓说，更年期其实拯救了她的婚姻。

我该如何找回亲密感？我真的需要润滑剂吗？我应该买什么样的情趣用品？我应该如何告诉我的伴侣，什么是我真正需要的？也许你渴望让自己的性生活回来，或者只是想要一些关于如何让关系保鲜的直白建议。无论你需要什么，都会在这里找到答案。

今晚不行，亲爱的：
更年期如何打击了你的性欲

关键部位疼痛？低自尊？对伴侣零兴趣？痛苦的性生活？

你肯定不是一个人。很多人分享了自己的故事，关于更年期如何让性冲动跌穿地板。

"旧的黛安消失了，我现在一点儿也不像她。"
——黛安

黛安在三个月前开始接受 HRT，但她说，她的情绪和性欲仍然没有改善。

突然间，大概一年前，疲倦、隐私部位干涩、无精打采、零性欲、脑雾、肥胖、易怒向我袭来。

我在使用 HRT，但没有感觉变好。我尝试健康饮食，并在能做到时，每天散步……有时，我感到自己既苍老又悲伤，不再性感或被渴望，而我的婚姻也受到了更年期的折磨。

有时，我觉得自己快疯了，甚至会有自

杀的念头，我从没这样过，我通常很乐观，也是聚会的灵魂人物。似乎旧的黛安消失了，我现在一点儿也不像她。我想要成为以前的我，那个性感、自信、满不在乎的我。

黛安，请再去看看医生，看看他们是否能提供帮助。也许可以谈谈你使用的剂量，或者试试用睾酮。

"我处于性欲的边缘——现在发生了什么？？"
——简

聪明、成功以及对性生活充满渴望的简，从医生那里接收到了一些非常没用的建议。

当我让一位女性全科医生给我一些阴道干涩的建议时，她说了一些类似"用进废退"的话。她提到了萎缩，但没有给出解决方案。护士建议"最大程度地使用润滑剂"。

我最近一次发生性行为时，有点儿震惊：这是一位我认识不久的男士，只持续了几秒钟。我之前从来没有遇到过阴道干涩的问题，那次的姿势对于我来说也并不是最好的，所以我也没有很进入状态。因为剧烈的疼痛，因为沮丧，我脱口而出"哦，太差劲了"，这也非常影响气氛。

这位男士认为我在批评他的表现（老实说，的确时间非常短）。他说自己从未被评价得如此之差。毫不意外，我们再也没有见过彼此。

我知道，这像是搞笑电影中的一幕，但这是我，真正的我，遇到了阴道干涩的问题。我害怕进入一段关系：我想要性生活，却害怕被拒绝。

我享受自慰，但我也渴望另一个人的肌肤、抚触、声音和支持……哦，天哪，写到这里，我不禁潸然泪下。我曾有过两段长期的情感关系，之间还有一些短暂的艳遇。我才57岁。我是一名房地产从业者，在自己的事业领域很成功，有吸引力，但下身疼痛……我处于性欲的边缘，现在发生了什么？

嘿，简，感谢你的故事。我真的希望，你能阅读第 8 章，针对阴道干涩的问题有简单的对策。但处于性欲的边缘不是一件好事：请继续阅读。

唤回你的魔力

大多数情况下，关于更年期时性冲动减少的原因，没有固定的答案。以下是一些参考因素。

阴道干涩：酸疼，这对健康、充实的性生活来说是一个很大的障碍。你的阴道不那么润滑了，更易感染，干涩也会影响阴蒂。

尿路和其他感染：雌激素下降会触发尿道发生类似变化，让你有尿路感染的风险。

其他身体症状：潮热、盗汗或体重增加真的会影响你的自尊。

关系问题：工作、家庭压力以及关系紧张，也会影响你的性生活。缺乏沟通、易怒、沮丧，或对伴侣生气都不利于夜晚的激情。疲倦袭来、头疼严重、混杂着酸痛，也难怪做爱在你大脑里会被排在最后一位。

我能做什么？

第一步，通过处理激素问题，重新发掘你的性冲动。首选治疗方式一般来说是 HRT。它对疲劳、潮热、情绪低落等症状有益，而它本身就能把你的激素很快补回来。

假如你深受阴道干涩及尿路感染复发之苦，你也许可以从局部雌激素治疗中获益。把雌激素直接涂抹于阴道和外阴可以缓解症状，给组织重新注入雌激素使它们变得柔软、

有弹性和润滑。

有很多种方式可以选择，包括凝胶、药膏、药片和药环，选择哪一种取决于你的个人喜好，以及它们与你生活方式的适配度（参见第 182 ~ 183 页）。

局部雌激素几乎没有任何风险，因为它将激素直接输送给阴道，吸收量也是最低的。只要你觉得它有好处，就可以一直使用，因为永久使用也是安全的。

也有非激素治疗方式，如水性或油性润滑剂和保湿剂，它们可以改善干涩情况，让性生活更舒适。

假如你的 HRT 方案已成形，但性欲仍然很低，那睾酮也许会有帮助。将睾酮恢复至正常水平可以增加性欲，改善性功能和快感。

假如你遭遇了提前绝经或手术绝经，睾酮可以说尤为重要，因为睾酮不足会造成很大的影响。手术绝经是在手术中突然发生的绝经，突然失去睾酮的影响会非常明显。

更年期性生活宝典

萨曼莎·伊凡斯

我是萨曼莎·伊凡斯，曾是一名护士，也是情趣玩具零售商 Jo Divine 的合伙人。

我的工作是致力于帮助人们获得更好的性生活体验，因为我本人知道它有多重要。

在我 20 多岁和 30 多岁时，我得过霉菌性阴道炎 [I]、细菌性阴道病、膀胱炎和尿路感染，这些导致了阴道痉挛——当尝试进入时，阴道肌肉会收紧，这让我非常痛苦。

依赖一些品质不好的润滑剂（其中很多仍在市场上销售，并常被健康专家所推荐）也破坏了我的阴道健康和性生活。

所以，在接下来的几页中，我会分享一

I 该病的准确名称为"外阴阴道假丝酵母菌病"，"霉菌性阴道炎"是旧称。

些小窍门，告诉你应该如何重获性欲，并开始享受你人生中最好的性生活。

让亲密关系重归健康的时刻到了

若要获得欢愉的性生活，防止情绪暴躁以及感染（如霉菌性阴道炎）的反复发生，局部雌激素是个扭转局面的好办法。

我使用涂药器，每周三次将其放入阴道中。不得不说，除了让性生活变得更美好之外，这还改善了我的阴道和膀胱健康。

当我们使用保湿乳液让肌肤柔软有弹性时，却很少考虑如何让我们阴道内的皮肤以及外阴舒适。

好的亲密关系与性生活的质量紧密相关，尤其在绝经期以及绝经后。

你的阴道不需要闻起来像玫瑰花一样

重要信息：我们神奇、聪明的阴道具有自我清洁功能。不必要的清洗和治疗会破坏有益细菌，而我们需要依靠它们来保持 pH 值的平衡，以防止患上霉菌性阴道炎或细菌性阴道病，并帮助阴道分泌润滑物质。

假如你在经历阴道干涩、收紧、萎缩、疼痛、发痒或反复感染，请和医生聊一聊。

阴道内的组织非常脆弱，所以要小心对待。抛弃那些香味浓烈的洗涤剂、泡泡浴、沐浴液、浴盐球（在我家，它们被认为是阴道炎球），你应该只用水，或让医生给你开一种柔和的保湿剂——假如你觉得必须使用一种清洁剂。

为何一款好的润滑剂是你最好的新朋友？

一些人不愿意使用润滑剂，她们肯定是对最轻微的抚触都能产生身体反应。润滑剂不仅可用来解决阴道干涩的问题：与性玩具一起使用时效果也很好，可帮助把性快感带到新的高度——不管你的年龄如何。我们甚至有 90 多岁的顾客！

发光剂、甘油和辣椒：需要避免使用的成分

购物之前做足功课是有必要的——这意味着不能只是简单地扫一眼本地超市的药品区或商业街的药房，把自己想象成一位检查成分的侦探：好的润滑剂是一种真正的投资，所以投资时间好好阅读一下成分是值得的。

需要留意成分的包括以下几种。

→ 甘油——会导致霉菌性阴道炎。

→ 丙二醇——第一次使用润滑剂时有疼痛感？通常是因为丙二醇。

→ 防腐剂——太多的产品使用防腐成分，包括那些在亲密接触中使用的产品，但它们也会刺激敏感的皮肤。经常被医生和其他健康专家推荐的 KY Jelly 人体润滑剂，就包含防腐剂和甘油。

→ 酒精——会令肌肤干燥，而阴道和外阴的组织比皮肤更脆弱，甚至更干涩。

→ 染料和香精——也许会让润滑剂好看和好闻。但对阴道和外阴健康都不是好事。

→ "刺痛"或"清凉"的润滑剂——有些人使用温热或凉爽的润滑剂来增强性愉悦，但我对此比较谨慎。通常来说，刺痛的感觉是由薄荷醇或辣椒带来的，这会破坏私密部位的脆弱组织。

→ 发光剂——当然不可以，除非你想从私密部位取出闪闪发光的东西。

并不是滑溜溜的东西都适合用于性生活。请把植物油用于沙拉、宝宝油用于身体、凡士林用于嘴唇。这些产品不是为了性生活设计的，很多都含有刺激性的成分，会引起感染，它们也会破坏情趣玩具和避孕套。

那么，我应该使用什么润滑剂呢？

好消息是，现在市场上有很多高质量、对皮肤友好的润滑剂。

→ **水性润滑剂**最接近人体成分，易于清洗，可以用于任何一种性行为，可与避孕套和任何材料的情趣玩具同用，包括硅制玩具。

→ **油性润滑剂**更持久，但不适合与乳胶避孕套一同使用。

→ **硅质润滑剂**的主要优势是极少用量就可以持续很久，但它们不适合与硅质情趣玩具一同使用。

使你的阴道和外阴变得湿润？你疯了吗？？？（其实这是个好主意）

外阴和阴道组织与你身体其他部分一样都会衰老，所以，也需要温柔的爱令它们愉悦和健康，那样你才能继续享受美好的性生活。

那么，你应该用什么来滋润外阴和阴道呢？成分起关键作用。所以与使用润滑剂一样，你又要化身为成分侦探，避免使用刺激的成分，如甘油、防腐剂、香料、染料、酒精和凡士林。

再次强调，在购买之前深思熟虑是有意义的。从货架上抓下最便宜的产品可能会给你带来刺激，甚至是感染。假如医生给你开了或推荐阴道保湿剂，一定要向医生确认成分。

增加乐趣的方法

不要让无聊和例行公事妨碍你享受美好的性生活。性不需要是一场盛大的表演，看看你可以为它增加乐趣的方式，可以是用优质的润滑剂和情趣玩具，也可以是在某处订一晚酒店，或者像关系刚开始时那样享受亲吻和拥抱。

性可不仅仅是插入，所以要有创造力，去发现各种不同的性感受。

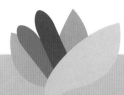

自慰和更年期：

萨曼莎·伊凡斯自我取悦的七个理由

很多人认为，只有在一段关系中才能获得性满足，其实，并不是你性生活的方方面面都需要一位伴侣。

不管你是单身，还是处于一段长期关系中，在一段私人时间中取悦自己都会大有益处。

→ **它会激发你的性欲**——你自慰的次数越多，越会觉得欢愉，你就会想继续这样做——而这反过来又会提高你的性欲。

→ **对抗压力**——高潮会释放内啡肽和血清素，从而减少压力、平衡情绪。

→ **帮助睡眠**——内啡肽可以降低血压，带来一种放松的状态，从而保证夜晚的睡眠——这比一杯热巧更宜人。

→ **天然止疼药**——月经时，自慰也许会是你想到的最后一件事。但高潮可以缓解月经时的痛经痉挛，因为它有利于使血液流向骨盆底。

→ **在插入式性行为中增大高潮的概率**——探索什么对自己有效，也可以让你更明白自己和伴侣在一起时更需要什么。

→ **安全**——没有感染性病或怀孕的风险。

→ **另外，最重要的是，这非常有趣！**

你为什么需要情趣玩具?

更年期时,一件好的情趣玩具非常重要。它们是一种很好的热身方式,可以提高性致、点缀性游戏。有些玩具还可以缓解更年期的症状,比如阴道紧绷、性交疼痛、兴致低落,并为非插入式性行为提供欢愉。

从《欲望都市》和"狂野兔"(胶状材料制成)的时代开始,情趣玩具的设计取得了很大进步。如今,有大量设计巧妙的产品问世,它们有着强劲的马达、创新的技术、对皮肤安全的材料,让人体验和享受。

不管你是情趣玩具小白,还是专业人士,总有合适你的一款。假如你不确定自己要尝试什么,这里有一些建议可以帮助你开始。

子弹头振动器——它比一般的振动器要小,得名于它时尚的外观设计。虽小但有力,有一系列不同强度的脉冲模式。用于体外,有一个锥形末端,用来精准刺激。对于初始者来说,子弹头振动器是很好的尝试,小巧的外形也让它们成为旅行时的绝佳选择。

传统振动器——可用于阴道和阴蒂,有各种形状、大小、颜色、材料和振动速度。它们可以用于同时刺激阴道和阴蒂。很多都有一个锥形末端,可以精准刺激阴蒂;同时,强有力的马达通过振动棒带来强烈的阴道刺激。

声波脉冲阴蒂刺激器——很多人认为振动器都是设计用于体内的。但 LELO 推出了一款非常流行的情趣玩具索娜二代(Sona 2),带来了巨大的变化。我和达维纳在她的纪录片中谈论了这个产品。这个玩具会吸收声波和脉冲,并将它们传回阴蒂的内部和外部。这感觉很神奇,假如你无法从插入式性行为中获得高潮,这就是完美的选择。

这是我在讨论振动器时的照片。看，我在讨论情趣用品时有多开心。

我想我们正处于性革命的风口浪尖，女性不再羞于讨论性或情趣玩具。一些出色的名人也令其成为正常的事物——莉莉·艾伦（Lily Allen）与人合作设计了自己的振动器，传为佳话。我们现在能以更公开的方式谈论情趣用品或振动器，或一起享受性生活的方式。这并不是说我推崇不检点的行为，而是说，对于女性，这是一种令人耳目一新的概念。我们现在被允许享受性生活，而之前，我们总被告知要忍受和闭嘴。

这是一场革命。因此，假如你发现了什么对自己有效的东西，请分享给你的朋友们。

告诉每一个人。我们都应该享受自己，和伴侣一起，或独自一人。

我的意思是，这也是一个新的概念。我知道男人们都没有意识到女性也会自慰。但是，喂，我们会，而且我们应该这么做。这是拥有一段美好时光的极好方式，实惠且安全。

我们都应该为自己是一种有欲望的生物而感到骄傲，并且我们都应该拥有漫长愉快的性生活。

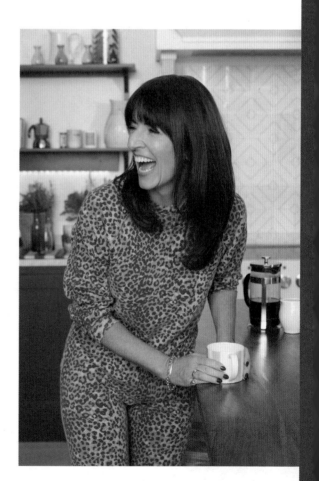

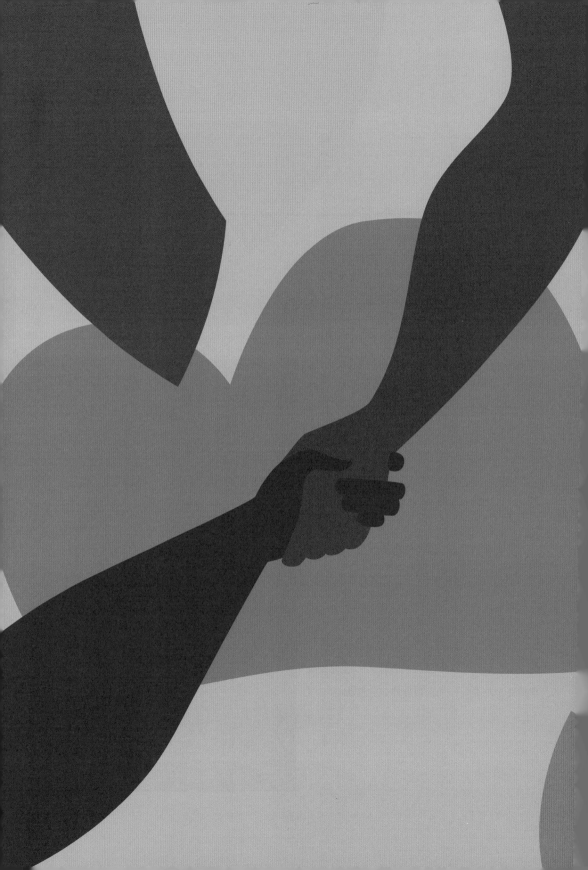

第10章

未雨绸缪：
如何让人际关系免于
更年期的影响，
并使它们更强韧

"我的孩子们如履薄冰。"

"被喊进老板的办公室……
我以为自己要被解雇了。"

"我的身体疼、头疼、
心脏疼，我与先生和孩子们
的关系备受煎熬，但我努力
保持镇定，撑下去。"

让我们来谈谈人际关系。我们将谈论所有的关系——不只是与伴侣之间的关系，还有和孩子、家庭、朋友、上司、同事的关系——以及所有人的关系。尤其是我们与自己的关系，也就是我们如何应对其他关系中发生的一切。

有时，世事如此艰难，令我们的自尊心备受打击，因为我们感觉自己的行为似乎是在将所爱的和在乎的人往外推，而我们却无力叫停。

我想，这对我来说是更年期最艰难的一部分。面对身体不适时，我们女性有着令人难以置信的坚强——所有的一切，比如肌肤干燥、眼睛干燥、口腔干燥，甚至阴道干涩，我们有很多办法尝试自救。我真心希望本书开端部分可以帮助你找到有效方法，来应对所有的症状。

但真正令我们四分五裂的是行为。我们会变成自己都不认识的人。当我们的行为让自己厌恶，令自己感到羞愧，这会毁掉我们的事业和婚姻，也令我们在乎的人感到困惑。他们不清楚发生了什么，也不明白他们熟识和深爱的人到底是怎么了。

这对每一个人都会产生灾难性的影响。对职场也有巨大影响。想象一下，失去所有在职场中表现优异的女性，对经济会有怎样的影响？我们到了四五十岁，经验老到，但行为举止的转变令我们无法再在工作中站稳脚跟，要么主动辞职，要么被动解雇。

这真的真的非常难。任何正在经历这一切的人，任何正在承受痛苦或在爱的关系中努力挣扎的人，她们憎恨自己，因为她们对此无能为力：我听见你的声音了。我们听见你们的声音了。我们将团结在一起，因为我们面临同样的处境。

在这一部分，我们将聆听职业女性的经验，以及她们爱人的声音。我们将全面讨论这一切。

"这不是我。"——瑞秋

对许多女性来说，更年期就像开着十吨重的压路机碾过每一段有意义的关系，正如瑞秋的故事那样：

我今年 40 岁。目前，调整了第二次药物剂量，也在尝试第三种 HRT 方案。但我仍在挣扎。我每天醒来都比上床前更疲倦，我的头发在脱落，皮肤变得粗糙。我的下巴上长满了斑点，膝盖疼，总是撞到东西，瘀青要很长时间才能消退。

因为我的情绪不稳定，15 岁的女儿离开我，去和爸爸一起生活。而我和我的现任先生以及他的孩子们（我的继子）多年来发生了很多次争吵。他们不明白我在经历什么，我无法解释。我说了，但他们似乎听不见。

大约一年前，我和先生总是吵得不可开交。因为我们之间的分歧和家庭氛围，他的孩子们以前不愿意来我们家。他们甚至不敢呼吸，害怕惊醒我体内的野兽。这种情况持续了两年。更换了 HRT 方案后，消停了一阵子。但后来，药物似乎无效了，情绪的过山车又开始了。

前两次工作被裁员后（第一次的问题出在我的情绪波动上），我又因为脑雾、注意力不集中，没能顺利度过一份新工作的试用期。我担心自己现在无法工作，因为我似乎无法掌握新技能。

有时，我想知道原来的我去了哪里。这位每天在与一切搏斗的女性是谁？这不是我。我不愿意再忍受了；我想要一个解决方案，想要能量，想要觉得自己正常，想要重新做回自己。

瑞秋的故事令人心碎。瑞秋，假如你在读这本书的话，我强烈建议，你要去看妇科内分泌专家。我知道，也许要等几个月，但我坚持认为你应该找到可以帮助自己的治疗方式，因为没有人可以承受你现在的重担。爱你，瑞秋。

我在想，你们中是否有很多人在瑞秋的故事中看到了自己的影子——我知道更年期在亲密关系中真的会带来很多问题。

在这一章节中，我只想列几个要点。因为我知道，我无法挥动魔法棒，突然间让一切变好，但我知道 HRT 给我带来了奇迹般的帮助。

这也许是一条崎岖不平的道路，但它无须是一部灾难片。关系会变得艰难，但沟通、交谈、分享，以及最了解、最爱你的人所给予的支持，会帮助你度过一切。

让人际关系免受
更年期影响，
以及保持理智的
最佳方式是？

开始谈论，
以及不停谈论。

也许与朋友、伴侣——甚至青春期的孩子们——以及职场同事谈论的最好时机,并非在被潮热折磨时、愤怒闪过时,或处于其他令人沮丧的症状中时。

最好是选择等待,直到你觉得自己的状态稍微正常一些,让对方坐下,说:"我需要和你聊一聊发生了什么,我真的在努力挣扎。"尽可能诚实。向他们敞开。

假如你无法应对,可以预约看诊。翻回本书之前的章节,它罗列了你需要对医生说的话——你需要让他们了解的事——聊一聊哪些治疗对你适用。

假如你在经历某种治疗,而它并不管用,甚至都没有摸到边,你一定回到医生那里,再和他聊一聊剂量问题。当他们尝试了更大剂量,却仍然无效时,也许还可以加大剂量。全科医生在一开始时开药剂量总是很低;他们不愿意马上给你加大用量。记住,大部分人一开始用的贴剂用量是 25 毫克,而我的用量是 100 毫克!

所以,关于用量,你总能有地方求助。但不要试图向你的伴侣或朋友(甚至孩子们,假如你有孩子的话)隐瞒。他们爱你,也支持你,他们都想让你感觉好点儿。

为何这是开始普及知识的时候

女性们常说,当她们试图向他人解释时,其他人却无法理解。有时,假如你是针对自己的情况进行解释,他们也许无法理解医学层面上的问题,也不知道它不仅仅发生在你身上,还发生在全世界 6.6 亿女性身上,而你只是需要他们给予一些帮助和支持,让你渡过难关。

在穴居人时代,我们需要依靠墙壁上的绘画来获得信息,而现在你可以在书籍(如本书)中找到大量信息,或者加入 WhatsApp、Facebook 小组。无论怎样做,你都可以分享自己的故事,也可以听别人的故事,将其分享给朋友和家人。从而让他们理解,这不仅仅是你个人的事,而是一个普遍的问题。更年期是一个问题,它令生活艰难。

假如你觉得很难用言语形容自己的感受，可以让对方坐下，给他们一些东西去阅读、观看或聆听。

比如这样的东西：

→ 本书（很显然）。

→ 《性、谬误和更年期》和《性、大脑和更年期》纪录片——我参与其中！你还能要求什么？！尤其对伴侣来说，它们是很好的介绍；每部只有一小时，以非评判性的方式讲述了我们需要知道的一切——症状、错误信息和事实。

→ 娜奥米医生的 Instagram - @drmenopausecare 覆盖了所有围绝经期和绝经的信息——症状、治疗方式。她和丽萨·斯诺登（Lisa Snowdon）@lisa_snowdon 一起在周中更新"更年期发疯"系列。

→ 盖比·洛根（Gabby Logan）的播客节目《中点》（*The Mid Point*）——嘉宾们会谈论自己的中年生活挑战，节目给予的建议覆盖方方面面，从睡眠、营养到激素。

→ 《来自中年生活的明信片》（*Postcards from Midlife*）：这个播客节目说的就是我！在节目中，记者洛琳·堪蒂（Lorraine Candy）和特里什·哈尔平（Trish Halpin）的任务就是帮助女性活出尽兴的中年生活。

无 法 忍 受 伴 侣 出 现 在 你 的 视 野 中 ？

大家经常把更年期比作最糟糕的经前期综合征。你知道，每个月的那个时间段，大约持续一周左右，你讨厌所有事和所有人。

有时我想，嗯，我对此特别有体会。经历更年期是一种非常孤独的处境；你会觉得全世界只有你有此感受，没有人理解你经历了什么。

但假如你身处一段情感关系之中，对方已经爱了你很多年——有时长达几十年，对吗？我们大部分人的更年期发生在四五十岁时。这时，假如对方已经爱了你几十年了，现在他们也会支持你。

我是说，让我们换位思考一下，想象一下对方是怎样的感受——当你看到爱人被痛苦折磨时，那种无助感和被拒之门外的感觉。

就像分娩时，伴侣在分娩池或产房里陪伴着你，他们握着你的手，尝试说出对的话，但你是此时的主力，他们非常无力。他们不知道该做什么或者说什么，不管说什么，似乎都是错的。

更年期与此非常类似——那种"我不知道该做什么""我不知道如何给予援手"的感受，就像分娩时刻。我想，假如你能说出"这是我需要你做的"，将会有所帮助。

"我们把她的更年期归咎于抗疟疾药片。"

——彼得

我们先停下来，花点儿时间从另一个角度看这件事。彼得分享了他看到妻子挣扎时的感受：

在果阿度假时，我第一次注意到 42 岁的妻子身上的变化。我们坐下用餐时，她哭了起来。"我想回家。"她说。我们以为这是吃了抗疟疾药片，因为我们俩都在经历它的副作用。我抱住她说没事的，这是药片的作用。

即便我们回了家，我也注意到她的情绪发生了变化。一般来说，她的心情都不错，现在却不是这样。她很容易生气，变得心胸狭窄。那天她开始冲我大喊大叫，拿着棒球棒追我，我们就知道肯定有问题了。

彼得，非常感谢你和我们分享你的故事——能从另一个角度，看到与遭受严重更年期症状折磨的女性一起生活的感受，这非常重要。

只是想让你们都知道，谢天谢地，故事有个圆满的结局：彼得的妻子去看了全科医生，开始接受 HRT。这更强调了寻求医疗帮助的必要性。

你可能面临的另一个问题是，你的伴侣想要管理和"修复"你。"我知道该做什么，"他们也许会这样说，"这可以解决你的问题。"——只要这样、这样、这样和这样，砰——任务完成。

但我们知道更年期并非如此。事情没这么简单，这对你爱的人来说很难理解。事实上，尽管他们非常愿意，却无法让你的问题突然消失。

最终，他们会觉得自己比之前更差劲、更无力、更被拒绝。这就是为什么你必须坚持沟通，即便有时他们的声音听上去像是钉子钉在黑板上那么刺耳，或又说错了话。

当然，我们理应得到大量的同情，但也许听上去很滑稽，他们也应该获得我们的一些同情。

假如他们给予帮助，或想要知道出了什么问题，尝试去理解他们的出发点是好的。那位守护者想要聆听，想要学习，想要看到你的情况改善。

"很容易忘记绝经对伴侣来说也是一件难事。"
——珍妮

珍妮绝对是另一位勇士。她与我们分享了 28 岁时因为癌症治疗遭遇绝经的故事，情况是这样：

伴侣真的和我们一起在经历它。因为他们不能真正理解我们的感受和我们身体中的变化，所以我们很容易忘记这对他们而言也很艰难。事后回头看，我才看到他人生中发生的变化，他的妻子也永远改变了。

说得对，珍妮，我完全同意。

想 对 伴 侣 们 说 的 话

更年期对你们来说也是一个非常孤独的时期。你们可能会感到很困惑，不知道该对伴侣说些什么。

我对所有伴侣提的首要建议是，直接问，别猜。

你提供支持的最好方式是问对方"我能帮上什么忙吗？"找到你能做的最有用、最能给予帮助的事：她们想让你陪着去看医生吗？她们想卸下一些现在无法面对的事务吗？她们是否希望享有一个夜晚的自由？她们是否真的、真的只想要一个大大的怀旧的拥抱？你需要公开、诚实、经常和她聊一聊。

. . . .

"我们点了一千根香，把自己缠在瑜伽绳里，不停地跑步直到需要换新跑鞋……但更年期看上去还是赢了。"——卡尔

卡尔从伴侣的角度分享了自己的故事，从他的话语中，可以听出另一半的处境有多艰难。但他们一直坚持着，他的爱人也得到了自己想要的关怀，情况正在好转——你们的情况也会好转。

现在，我和我美丽的爱人在一起已经有六年了。刚在一起时，她是一位开心、自信、坚强的女性，但渐渐地，她对生活改观了，对很多事情无力招架。

我尝试通过对话和倾听的方式去帮助她，但一开始，我们都不理解发生了什么。随着时间的推移，我们意识到这可能是更年期，所以我们现在需要做的就是打败它。这很容易，对不对？

所以，我们点了一千根香，把自己缠在

瑜伽绳里。我尝试推拿直到手指出血。我们不停地跑步直到需要换新跑鞋。我们吃得如此健康，好像可以活到一千岁。但，更年期看上去还是赢了。

好吧，第二个计划，让我们获得一些专业的医学帮助。还是很容易，对不对？

不，错了。你抑郁了，他们说，你很焦虑，压力很大，服用这种药片，会有帮助。你的验血结果很正常，不是更年期，你太年轻了。就这样过了三年，我不能再忍受看她受折磨，我说我们去私人诊所吧，让我们去看一位能够处理这个问题的医生。看专家需要医生的推荐。好的，预约上，是时候解决这个问题了。我看着她走进诊所，自言自语，我想要的一切，就是这位医生能说"你是对的"，这样我们终于可以弄明白了。

医生制订了六个月的处方药治疗计划，我的女孩终于松了一口气。现在，她已经经历了三个月的疗程，尽管有时情况仍有波动，但变化是惊人的。她感觉又找回了自我，我们有了希望。

我会永远记得她在第一天的治疗后说的话："我觉得我又回到了青少年时代。"——

这是我梦寐以求听到的话。

永远不要放弃。

哦，卡尔，当我写下这些文字的时候，其实掉下了眼泪。你和伴侣一起坚持，用爱支撑她走过一段非常艰难的时光，并支持和帮助她找到方法，重新做自己，这太令人感动了。这很美好，我非常高兴她回到了"青少年时代"的状态。而你说得太对了，卡尔：永远不要放弃。继续战斗到底。

但是，我认为，卡尔在这里所说的非常重要的一点是告诉我们，当你陷入困境不知所措时，它会令人十分惊恐，这时候需要真正关心你的人给予的爱，来支撑你度过艰难的时刻。真正困难的是寻求帮助，寻求医生或妇科内分泌专家的支持，寻找到你需要的那种医疗帮助。

有时，你觉得自己没有发言权，有时，你需要一位能为你发声的人与你同行。所以，好样的，卡尔。我向你致敬。

愤 怒 ， 以 及 如 何 应 对 它

当激素紊乱时，伴随更年期而来的愤怒十分吓人。你觉得自己马上就要大发雷霆，但同时，你完全不知道自己为何如此……

让我给你举个例子。身为家长，你总是有必须完成的任务清单，没完没了。现在，我绝对不是一个尖叫、咆哮的妈妈，但一早把孩子们弄出家，是真正的压力点之一。

孩子们年幼时，我的闹钟的起床时间比家里其他人要早二十分钟。这是我收拾和喘气的时间。时间充足，让我觉得自己没有被动地开始一天。虽然只有二十分钟，但它为准时和安然无恙地出门带来了革命性的变化。假如你家有学前或学龄儿童，而你不是这样做的，相信我，从明天开始尝试这个做法。它真的管用。

但随着围绝经期的到来，所有的精心安排和禅意般的冷静都荡然无存。送孩子上学，从行云流水般的洗漱、穿衣、吃饭（就像《音乐之声》中冯特拉普家一样）直接变成了最让人有压力的事。我变成了紧张兮兮、手忙脚乱的妈妈。

当孩子们不像我期待的那样行动迅速时，我体内积蓄的压力如海啸般翻滚，随时可能溢出。

愤怒于我而言，是一种陌生的情绪。这不是我通常表达感受的方式，我感到它令人恐惧和困惑。我不懂。之前出门也是一番忙乱，但我一直以来都能井井有条……现在是什么发生了变化？

突然间，我开始把这件事看作针对我个人的。孩子们磨蹭，是不是因为他们看出了我有压力？还是只想要把我惹毛？

我可以感觉到愤怒的闪现，但大部分时候，我会控制住事态。我无法理解，多年以来，我一直可以应对它，突然之间，我做不到了。这有点儿像经前期综合征；永远不知道它何时会开始，触发点是什么，击中你的情绪会有多么强烈。

有一两次我确实失控了，感觉非常糟糕。在送孩子们上学前，我崩溃了，我向孩子们道歉，支离破碎的话语在啜泣声中道出："对

不起，我不知道自己为什么生气，这不是你们引起的，是我自己。我并没有对你们生气。"

如何与你的孩子们谈论更年期

对大多数有孩子的人来说，当更年期来临时，孩子已经有些大了。那时，青春期和更年期的激素会在同一屋檐下共存。

我想说，8 至 9 岁的孩子已经足够大了，可以用简单的语言告诉他们，妈妈有时觉得自己不知所措。孩子们会留意，他们会听进心里。他们很有可能已经注意到了有情况发生。你要相信他们能理解，但要以正确的方式传递信息。

尽管试图贬低一个问题或假装它不存在很有诱惑力，但诚实总是上策。与其把你的感受掩藏起来，不如蹲下来和孩子平视，用与他们年龄相符的方式解释发生的一切。

我记得有几次，我在送孩子们上学时崩溃了。我很担心孩子们会怎么想。妈妈哭了，

这通常意味着有坏事发生。我向孩子们解释，这并不是他们的错。我哭是因为我对自己不满，而不是对他们。

"妈妈身体里发生了一些状况，让我觉得自己一团糟，"我说，"有时我觉得难以控制负面情绪，但我现在在吃药，让情绪趋于平稳，也让我觉得自己更像个正常人。"

告诉孩子们，他们可以问你任何问题

很小的时候，我就告诉孩子们，他们可以问我任何问题。鸟儿和蜜蜂[1]、月经——任何事。更年期也应该一样。

假如你觉得很难用言语表达，也可以记更年期日记，写下点点滴滴。它不需要是鸿

I Birds and bees，英文口语中指代父母向孩子解释人类性行为的成年仪式。——译者注

篇巨著，可以仅仅是"今天发生了什么，我有什么感受"。这可以让他们瞥见你的内心感受，了解你为何有这样的行为，那样他们就不会被扔在一团迷雾中。

假如你的孩子已经成年了，你可能需要和他们谈谈更年期的问题。离开家之后，他们也许不那么依赖你了，但你仍然是他们的妈妈。

把这本书给他们看。假如你需要他们的支持和理解，那么你必须给他们工具，让他们知悉情况。

不要说任何言不由衷的话

一时激动、情绪上头时，这是一条非常重要的原则。即便你处于最愤怒的深渊，也不要说任何言不由衷的话。

雪儿（Cher）[1]说得对。语言就像武器，有时会伤人。

入耳的话，覆水难收。对话中一句脱口而出的愤怒话语或一句激烈的发泄，会被你的孩子、你的另一半或你的朋友记一辈子。

而这几句话，将会不可逆转地改变一段关系。

假如你说了一些令自己后悔的话，记住，你并不是世界上最差劲的人

假如你一时失控，说了一些可怕的话，停下来，深吸一口气，不要逃避，主动道歉。

我并不是指"对不起，让你这样想"或"我很抱歉，但是……"之类的歉意，我说的是真正发自内心的道歉——它可能不会马上解决问题，但会起到长远的作用。

I　指美国女歌手雪儿，后面那句"语言就像武器"出自她1989年发行的歌曲 *Heart of Stone*。

亲近你的朋友们，
更要亲近你的更年期朋友们

这一点我怎么强调都不为过。假如你还没有这样做的话，请开始和朋友们谈论更年期。

通常情况下，你会发现，那些不如你了解更年期的朋友，会独自琢磨，她们的身体里面发生了什么。你忍心让她们迷茫、孤独和束手无措吗？不，你当然不忍心。你想要给她们最好的，让她们开心、兴致勃勃。所以，和朋友们聊起来，给她们一些建议和帮助。

说到更年期，根本不存在太啰唆这样的事：臀部、乳房、性生活、出汗，都可以聊。下次和朋友外出时，可以聊聊你的情绪波动、脑雾、激素、HRT 贴剂、喷雾和凝胶。为你的朋友们，也为了你自己，让世界正常起来。

你也许会碰到闪光时刻，就是有人说"哦，天哪，我也有那种感觉"的时刻，你可以和她们分享你所学到的一切。

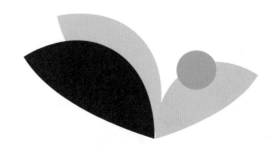

全球有 6.6 亿女性
在经历更年期，
其中有一半身处职场。[46]

有 90 万英国女性
由于更年期症状
离开了职场。[47]

正确处理职场关系

当我在家和家人一起时，我觉得自己可以哭，可以沮丧，可以发泄情绪，但在工作中就是另一回事了，我会把它闷在心里。

当我因为脑雾苦思冥想自己的台词时，或当我泪眼婆娑时，我会试图掩藏它们。当我发现自己无法阅读台词提示器时，我对自己说，就这样了，我完了。我不能再做电视直播了。这令人感觉崩溃。

我把这些感觉藏在心里，这绝对是最糟糕的做法。如果你在工作时情绪爆发或脑雾袭来，这肯定比在家里或有朋友陪伴时更令人尴尬和惊慌失措。人在害怕时，会采取防御姿态。这是世界上最糟糕的感受。（天哪，只要想到有人会有这种感觉，我就想去拥抱她们。）

朋友们和家人了解真正的你。在工作中，人们通常只了解你的一面：那个职业的、掌控一切的工作模式。因此，当你情绪爆发时，别人眼中的你似乎失控了。

我想，这是为什么这么多女性在此时离开了职场。要求和期待是如此之高，所以如果你有崩溃或跌落的时刻，人们并不会理解或同情你，而是会说"天哪，她是怎么了？""潮热？哦，又来了。"之类的话。

2021 年的调查发现，1/5 的更年期女性放弃了她们原本会考虑的升职的机会；19% 的女性减少了工作时长；12% 的女性辞职。[48] 想一想，仅是对于经济，影响有多大。想一想，若是因为女性到了 50 多岁时无法再应对，那职场中失去的知识、经验和力量该有多惨重。

很多分享自己的故事的女性谈到了更年期对工作的影响——从疲劳到脑雾，以及介于两者中的一切——在这里，我想要分享两个女性职场故事，它们有着两种截然不同的结局。

"我离开了自己所爱的工作。"——艾莉森

起先，艾莉森觉得一切如排山倒海般涌来，令她难以承受。她别无选择，只好辞职。

2016 年，我辞掉了警察的工作。我一直在休假，接受焦虑和抑郁的治疗，但我从未真正觉得这是靠谱的。因为严重的脑雾，我决定辞职。我无法说出合适的词句，也很难做决定，甚至无法记住我曾经非常熟悉的与法律相关的定义，而它们是我处理好工作的关键。我辞职了，没有人问我是什么原因导致我的职业生涯陡然下落。

我想要偷偷溜走，不被注意，像隐士一样生活了很多年。我在九个月前开始接受HRT，现在我知道了，之前我一直处于围绝经期。

这让我付出了太多代价。但我现在是一名自由职业者，一位马赛克艺术家。我搬到了海边，用冷水游泳作为治疗的一部分。只要有一位医生在五年前发现这一点就好了……我确信，假如当时我了解通过达维娜得到的这些信息，一切会大为不同。

我只是觉得有些忧伤，我花了很大的代价才明白这一点。我怀念帮助他人。这是我所擅长的，而我再也回不去了。希望现在意识的进步意味着其他女性可以继续从事自己选择的职业，不会再经历我所遭遇的。

艾莉森，读了你的故事，我很伤心。国家很显然失去了一名优秀的警官，我很难过。但我希望你能够享受你的马赛克艺术——听起来很棒——我很高兴你现在有所好转。

"我很骄傲地贴着 HRT 贴剂，并在工作场所公开谈论它。"——克莱尔

当围绝经期进入她的生活后，克莱尔觉得自己失去了理智。但在上司、家人和博学的全科医生的帮助下，在她以为世界要分崩离析时，她最终成功地把一切维系住了。

47 岁时，我知道自己很可能进入了围绝经期，但我只是继续忍受着疲倦感和健忘。但一阵阵的愤怒令人越来越担心。有些日子，家人走进房间的样子都会惹怒我。我说的是，

真的生气，就像我讨厌他们一样。

在工作中，我成为产量颇丰的记录员，列了一沓沓清单，以免自己忘事。一天，我和上司一起出现在客户会议上，我记得自己在想，每个人都叫什么名字？这次会议是关于什么的？我想不起来。

我强撑着熬过会议，接着前往火车站。直到我到了火车站，才意识到，我不知道自己住在哪里。我呆呆站了二十分钟，看着发车的屏幕，眼泪从脸上滚落下来。我以为自己得了痴呆症。

最后，我在钱包里找到了车票，看到了我居住的城市，回到了家。第二天，我开车去上班（用卫星导航，因为我不记得路了），满脑子想的都是去一个专门安置痴呆人士的医疗机构，以及我的孩子们该怎么办。

一到公司我就被叫去上司的办公室——我真的以为自己会被开除。我知道我已经有几周的时间没有投入工作了。结果上司说，他有点担心我近期的工作表现，显然是在前一天的客户会议上留意到了我的异样。

接着，我崩溃了，告诉他我觉得自己得了痴呆。他非常惊讶，但很快表达了自己的态度："我们需要做些什么来帮助你呢？"

当晚，在先生的帮助下，我哭着填完了网上全科医生的申请表格。24小时内，医生致电并安慰我，我的症状高度类似更年期，并且应该尝试 HRT——幸运的是，她接受过培训，并告诉我，这很安全。

现在，五个月过去了，我意识到自己并没有痴呆，而我又开始爱自己的家人了。

我很骄傲地贴着 HRT 的贴剂，并在工作场所公开谈论它。假如有一天变得难熬，或者我对世界充满了愤怒，我会让我的同事们知道，出现在房间里的是"黑暗的克莱尔"，这样他们就会留意并且支持我。我的更年期旅程还在继续，但我不再觉得孤独。

我差一点儿丢了工作。假如没有遇见一位好的全科医生，它是否还会让我失去理智和婚姻？有可能……

这是一个伟大的成功故事，克莱尔，因为我曾有同样的感受。我以为自己得了痴呆——我真的非常害怕。但你得到了先生的帮助，在网上填写了全科医生申请表，医生致电并确诊你是围绝经期，还让你使用 HRT，这太棒了。我是说，这是多么成功啊。

能在工作场所公开谈论它非常好，你将会帮助更多的人，而且你绝非孤身一人。

非常感谢你的分享，因为听到积极的故事是那么重要。我同意你的观点，为你的全科医生祈福！你的上司也做得很好！

艾莉森最后告别了一份自己深爱且擅长的工作，因为没有人向她提出正确的问题。即便在她提交辞职信的时候。这令我非常生气。

相反，尽管克莱尔过得很糟糕，但她的上司留意到了。他看出了异样，和她一对一面谈，并问她，我们需要做什么来帮助你？

这是一个简单的问题，但这个问题至关重要。它包裹着同理心、理解，以及认可公司有帮助克莱尔的义务，而不是让她独自硬着头皮强撑。这是所有女性都应该从雇主那里获得的反应。

女性不需要花哨的更年期工作章程，也不需要在每个人的桌子上支起电风扇。（你能想象电风扇全部打开时，纸张飞舞的样子吗？）她们只想要理解，就这么简单。

更年期不需要成为"关注点"。我们只

是需要让它正常化。谈论它。假如你觉得和上司或同事聊起它令你尴尬，千万不必如此。

尽管这听上去像是陈词滥调，但随着年龄增长，经验会越来越丰富。到更年期时，你也许在职场已经深耕二三十年了。你看过一切，你明白一切，你是不可或缺的。坦率地说，假如你的雇主没有竭尽所能让你开心、让你兴致勃勃，那他们肯定是疯了，让他们在工资单上出血。

你有真正的价值。你**值得**拥有。所以，对你的更年期以及所需要的帮助，请坦率表达——以下是你马上可以尝试的一些小技巧。

与你的同事们交流

不要像我一样，向工作中的伙伴隐瞒自己的状态。假如你感到大脑像一团糨糊，假如你无法记住过去五年一直坐你旁边工作的那个人的名字，不要感到羞愧，也不要假装没事，坦白告诉他们"这是更年期——有时我会忘记名字和日期"。

下一次潮热袭来时，办公室或工作场所似乎变成火坑，你想落荒而逃，藏在一堆复印纸下面，不要这样做。坚守阵地，震慑住那些古怪的表情，让它变成一件正常的事情。

告诉他们："这是潮热。我在经历更年期。偶尔会发生这种情况。我现在要到外面去，冷静一下再回来。"

无法当面告诉上司？以下是你可以写在信件上的内容

→ 当面对话是首选，但假如你更愿意把自己的想法写下来，或用于备份，你可以给上司写一封邮件。

→ 要诚实。告诉他们，"这是我的感受，以及它如何影响了我的工作"。让他们了解你的症状，并形容它对你的影响——是脑雾，还是潮热？发生了什么？

→ 要主动。展示出你在尝试主动做一些事来缓解症状。告诉上司你所采取的措施。你是否去看了医生，你是否在用HRT？

→ 要自信。不要害怕寻求你所需的帮助。这是改变的机会。建立一个互助小组是否能帮助你？你是否需要对工作日的安排做一些调整？

→ 要积极。尽量以乐观的语调结束邮件。你想要在工作中成为最好的自己，但要恢复你应有的状态，你还需要一些支持和理解。

在工作场所，我们需要更年期勇士

在一个大家可以围坐和分享经历的空间，建立一个以周为活动频率的更年期互助小组。无论是每周，还是每月，可以在每个人的记事簿中标注，并把手机静音，令每一个想要参加的人都能有机会参加。

这些小组必须包括男性。男人是我们的同事、朋友和伴侣。成立小组的益处是可以越过办公室或工作场所的围墙。同事们的家中也许会有一位正在经历更年期的爱人，他们不知道如何才能给予最好的支持。通过倾听以及与其他女性交流她们身上发生的事情，他们真的可以有所收获，从而以最好的方式支持自己的伴侣、姐妹和母亲。

为大公司工作？呼吁建立自己的更年期诊所

我们都知道NHS早已不堪重负，而获得更年期专科诊所的帮助就像中彩票一样难。NHS内的更年期诊所不足100家[49]，听上去不少,但想想一半人口都会有此经历,成千上万的女性都需要专业支持,这个数字一点儿都不多。假如你确实获得了医生的转诊推荐,在澳大利亚、美国和英国的一些地方,女性需要跋涉数百英里才能获得面对面的诊疗。为了更好地说明这个情况,要知道在整个苏格兰只有十二家这样的诊所,在北爱尔兰只有一家。

我们的健康和幸福受到威胁,我们不能坐以待毙。这是大企业真正需要提升的领域:大公司需要提供更年期诊所,创造女性可以获得帮助、支持和建议的空间。合则,后果将是女性因为无法应对而离开职场,或因为更年期症状被当作表现不佳而失业。

需要给你的上司指出正确的方向?你可以从这些地方获取消息

→ 英国特许人事发展协会(Chartered Institute of Personnel and Development)对于管理层处理工作场所更年期问题的指南

→ 女性健康关注(Women's Health Concern),是英国更年期协会的一部分,为更年期问题和工作提供了线上资源

→ 职业医学协会(Society of Occupational Medicine),是英国皇家医师学院(Royal College of Physicians)的一部分,提供关于更年期和职场的指南

假如情况没有改观:那这份工作于你而言,真的合适吗?

你已经去看过全科医生,你的上司充满善意,你也在工作中做了一些更好的改变。但脑海里仍然有一个声音告诉你,这份工作不对劲。

你知道吗?这没有问题。不要回避重塑我们自己。更年期是改变的时候,它也可以是厘清自己的时候。你是否一直有梦想的职业道路,你已经准备好去尝试了吗?现在是时候换工作、闯出去、做一些超级有意义的事情吗?

在某些情况下,离开也许是最好的选项。与离职的前同事或换了工作的朋友家人聊一聊。

假如你觉得自己受到启发,想要尝试,请继续读下去……

"我离开了一份从事三十年的工作——现在我在经营自己的公司。"——莎拉

对莎拉来说，更年期意味着重塑自己，并用自己在三十年的工作中学到的技能重新起航。她在自己的新角色中也找到了真正的满足感。

我在 NHS 做护士已经三十年了。我是一名高级社区护士，负责照料、保护弱势儿童。我养育了一个四口之家。我的身份是母亲和护士。到 48 岁时，一切都变了。

我开始在工作中觉得焦虑，头疼、肠易激综合征、血压升高、脑雾和缺乏自信统统来袭。工作中经历了一次我只能形容为惊恐发作的事件后，我离开了那里，再也没有回去！

我坐在沙发上盯着墙壁看了六个月。我的女儿试图用"正念涂色"和钢琴课鼓励我，而我的儿子和我说话时，我似乎是个聋子！他们从未见过妈妈这个样子。

我接受了心理咨询，被告知我已经心力交瘁，并且不被鼓励回到护士的岗位。我失去了自己的身份；假如我不是护士，那我是什么？我能做什么？

我必须重塑自己。五年一闪而过，我现在经营着自己的公司，在苏塞克斯郡传授儿科急救课程，发展得很好。我向新生儿父母、准父母、儿童护理者和学校中的孩子们教授课程。我热爱这份工作！我热爱自己经营公司的弹性，我从未觉得这是可能的。这是一条陡峭的学习曲线，我也仍然在帮助之前的护士团队——参与了新冠疫苗接种计划。

我意识到，五年前我经历的是围绝经期。假如我当时了解更多的知识，在工作中获得更多的支持，情况也许会有所不同。但我对自己有了更多了解，也看到了自己具有创业的力量，成了一个社交媒体女王，理解了人际关系网的重要性，也认识了行业中一些了不起的、鼓舞人心的女性。

感谢你分享你的故事，莎拉，我喜欢听女人在这个人生阶段开始创业的故事——这太鼓舞人心了。

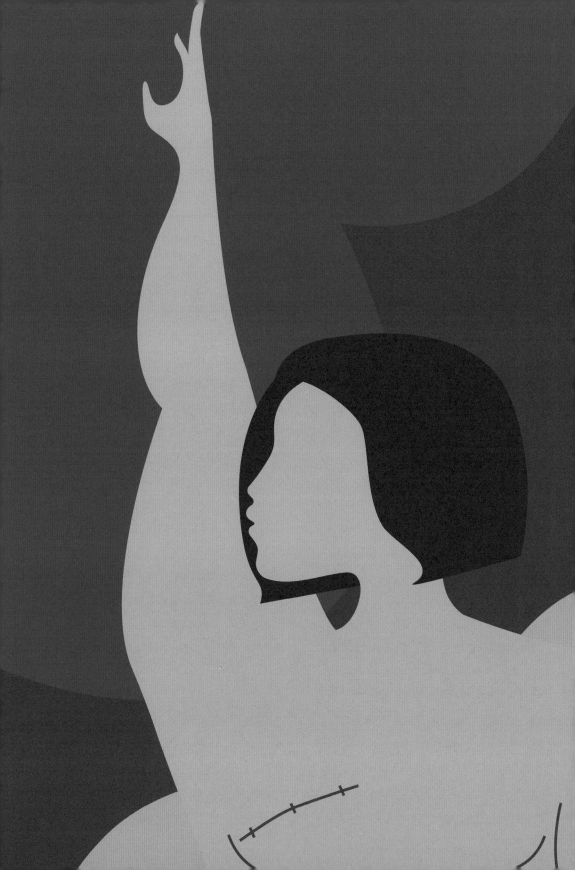

第 11 章

应对与乳腺癌
一起来临的更年期：
关于 HRT 的建议，
以及非激素治疗选项

"红指甲油，还有机车夹克……
无论如何，你们都不能
把这些从我的生命中夺走。"

"我只是想要被听到。"

在我读过的成百上千个故事中，很多人在同时应对更年期和乳腺癌。其中有一些人得到了精心的照料和支持，但其他人却只得到了混乱的信息，或少量信息，甚至是零信息，只能自己孤身摸索。

仅2020年，全球就有二百三十万名女性被确诊为乳腺癌。[50] 在这一章中，娜奥米医生将提供给你管理好更年期的工具，告诉你该如何提问从而获得想要的信息，以及有哪些治疗选项。对于那些不能或不想采用HRT的人来说，我们也有一系列其他非激素治疗方式可以帮助她们。

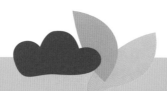

娜奥米医生：

有癌症史的女性的治疗选项

患有癌症的女性，尤其是有乳腺癌史的女性，提到更年期护理时常常觉得被忽视了。我发现患有或曾经患有乳腺癌的女性，感到自己在更年期话题中被冷落，这一点真的需要改变。

我曾得过乳腺癌，我可以尝试HRT吗？

最新的研究证实了我们的想法，即单用雌激素的HRT不会增加乳腺癌的风险。雌激素加上微粒化孕酮也不会增加患乳腺癌的风险。雌激素加上合成孕酮会带来少量的乳腺癌风险。[51]

并非所有乳腺癌都是一样的。

有些癌症有激素受体，有些没有。假如有激素受体的话，在激素的影响下，肿瘤会变大。大概有75%的乳腺癌具有雌激素受体，被称为雌激素受体阳性或 ER 阳性（ER+）乳腺癌。官方的说法是，任何有乳腺癌史的女性都不应接受 HRT。[52] 然而，假如一位女性是在很久之前得的乳腺癌，假如它的使用被局限在非常小的范围内，那在专家的指导下采用 HRT 是有可能的。此外，假如你的癌症并非激素受体阳性，那采用 HRT 会更安全一些，但是，这通常也需要专家的指导。在决定开始 HRT 或采用替代治疗方案时，我总是会具体讨论每一位女性的个体情况、她们的期待，并和她们一起权衡 HRT 的利弊。

那么家族乳腺癌史呢？

有家族乳腺癌史的女性，经常被告知她们不能采用 HRT，事实往往并非如此。

假如你有强家族乳腺癌史（比如说，你的妈妈和姐妹在 40 岁之前被诊断患有乳腺癌），你会更有可能得乳腺癌，但 HRT 并不会增加你的总体风险。决定是否采用 HRT 之前，我建议你和专家聊一聊。假如你有家族乳腺癌史，你可以请医生把你推荐给专业的家族病史诊所或地区遗传病中心，从而了解更多信息。

"我羡慕那些可以愉快地采用 HRT 的女性。"

——达拉雷

达拉雷被诊断患有浸润性小叶乳腺癌，这是一种始于乳房乳腺的癌症。那时是 2016 年，她 55 岁。

当时并没有太多更年期的感觉，只有奇怪的情绪低落。经历了双乳切除，六个月后又摘掉了卵巢，越过该死的悬崖，然后一猛子扎进了绝经的深渊，只靠一双脚蹼让我爬回来。

这是什么鬼？我想。对于我和其他患有激素受体阳性乳腺癌的女性来说，那些必须服用的、用来进一步抑制雌激素的药物，使我们备受痛苦。我开始长该死的山羊胡子，胡子粗硬得能拉住一艘船，拔掉它们可费了老劲儿。还有噩梦般的关节疼痛，尤其是踝关节和髋部。我从椅子上站起来时，会发出老奶奶般痛苦的呻吟，需要用赘肉垂挂的上臂支撑自己站起。

我的皮肤和头发失去了光泽。我的阴道干涩、萎缩。

我羡慕那些可以愉快地使用 HRT 的女性。为数不多的小小安慰是用来帮助我枯竭的女性身体的局部雌激素凝胶，还有红色指甲油和我的机车夹克。无论如何，你们都不能把这些从我的生命中夺走。

达拉雷——天哪！我无法想象你经历了什么，没有人能把你的红色指甲油和机车夹克夺走。接下来，我们会谈论所有非激素替代疗法的帮助。请继续读下去。

替代方案：
更年期的非激素治疗方案

针对更年期，并不是只有 HRT。有一些女性不能或不愿意使用 HRT，而这完全是她们的选择。被告知无法使用 HRT，或确定它不适用于你，会让女士们不知所措。尤其是那些有乳腺癌史的女性，在更年期的对话中会感觉自己被遗忘。

假如你有癌症史或其他健康问题，可以重新翻看第 6 章，了解一些是否可以采用 HRT 的具体建议。假如你不能用 HRT，请放心，还有其他选项。根据娜奥米医生的经验，它们可以有效缓解症状。

以下是你可以与健康专家讨论的医疗选项。

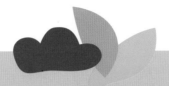

娜奥米医生:

非激素治疗选项

**抗抑郁药物:
SSRIs(选择性5-羟色胺再摄取抑制剂)和SNRIs(5-羟色胺和去甲肾上腺素再摄取抑制剂)**

它对什么有作用? 情绪低落、焦虑、潮热和盗汗。

第7章关于更年期和心理健康的内容中提到,抗抑郁药物不应该作为治疗更年期情绪低落的首选。但如果你不能或不想采用HRT,它们也许是应对焦虑、情绪低落或潮热的一种选择。它们非常有效,但可能有副作用(包括反胃、口感和性欲低下)。

注意:假如你在服用他莫昔芬(Tamoxifen),一种用于治疗雌激素受体阳性乳腺癌的药物,那就不应该服用抗抑郁药物帕罗西汀(Paroxetine)或氟西汀(Fluoxetine),因为它们会相互作用。

可乐定(Clonidine)

它对什么有作用? 潮热。

可乐定被用于治疗高血压,但也被许可用于潮热和出汗。副作用包括眩晕。

加巴喷丁(Gabapentin)

它对什么有作用? 主要是潮热,也有助于睡眠。

加巴喷丁是一种有多种用途的药物,可治疗癫痫和神经痛。它可以减少一半病人的潮热[53],还可以缓解疼痛,改善睡眠。服药效果各异,副作用包括困乏、头晕和肥胖。

这是一种受管制的药物，所以对它的处方有严格规定。

奥昔布宁（Oxybutynin）

它对什么有作用？ 潮热。

奥昔布宁是一种曾用来治疗膀胱过度活跃的药物，但也被用于治疗潮热。它是非激素的，有乳腺癌史的女性可以用，耐受性较好，但可能会引起口腔干燥。[54]

神经激肽3受体拮抗剂（Neurokinin 3 Receptor Antagonists）

它对什么有作用？ 潮热和出汗。

对于无法用激素的女性来说，神经激肽 3 受体拮抗剂在治疗更年期潮热和出汗方面，是令人激动的进步。研究显示，更年期雌激素的减少会导致一种名为神经激肽 B 的激素的增多。神经激肽 B 刺激神经激肽 3 受体，进而影响大脑中的温度控制中心，所以当雌激素变少时，这个通路会被过度刺激。如果这些受体都被阻断的话，通路就会被抑制。从而使症状得到缓解。[55]

阴道保湿剂和润滑剂

外阴阴道干涩可能是更年期以及一些癌症治疗（包括乳腺癌治疗）的副作用。阴道保湿剂和润滑剂尤其有帮助，因为它们是非激素、无风险的。我建议使用那些 pH 值和渗透度较为平衡的产品——参见萨曼莎的章节，以获得更多细节。重要的是不要忘记，局部阴道雌激素没有全身雌激素替代疗法的同等风险，通常可以在专家、医生的指导下，用于有乳腺癌史的女性。

其他治疗

认知行为治疗是 NICE 推荐的一种心理治疗，用来缓解情绪低落和焦虑，它可以改善潮热和出汗。优点是不涉及药物，所以没有副作用。然而，它可能非常耗时，并且不总是包含在 NHS 中，可能会比较昂贵。[56]

正念冥想，可以帮助缓解情绪问题，有助于更平静的睡眠。[57]

针灸，有些女性认为针灸效果很好，尽管这可能是安慰作用。

按摩和反射疗法，也被证明有一些功效。[58]

也不要忘记生活方式的作用

生活方式在更年期管理中起到重要作用。平衡饮食、减少糖分和精加工食品都可以改善症状。酒精和辛辣食物会引起血管扩张，即血管舒张。这会令你感觉更暖和，从而引发或加重潮热。咖啡因会使人体持续产生并释放肾上腺素，加剧焦虑，并对睡眠产生负面影响。下一章我们将提供大量关于健康生活方式的建议和提示。

那么草药呢？

女性使用草药缓解症状是非常普遍的，然而关于功效的研究非常有限，制剂效力也各有不同。以下内容根据英国更年期学会的提议和本人的用药经验编写。

黑升麻，一种北美的传统草药，可以缓解潮热，但不如 HRT 有效。它可能和其他药物互相影响。关于它的安全性以及肝脏毒性，目前风险未知。

γ - 亚麻酸，一种从月见草油和琉璃苣油中发现的脂肪酸。它有抗炎特性，对经前期综合征症状（如乳房胀痛）有帮助。目前证据有限。

人参和其他中式草药疗法：缺少功效证明，但有一些病人认为它们有帮助。

异黄酮类，一种植物雌激素，类似于我们身体产生的雌激素。在红三叶草、豆制品和营养剂中发现的异黄酮类的研究结果不一致，价值较低。不建议有乳腺癌史的女性服用。

圣约翰草，一种开花植物，可以缓解潮热、盗汗和情绪低落。然而，安全性和可靠性令人担忧，它与多种药物相互作用。

无论是过去还是现在，假如你有任何类型的癌症，和肿瘤专家、妇科医生、妇科内分泌专家聊一聊是值得的。最好是和三者一起讨论，这样他们可以作为一个团队，为你

定制出最佳行动方案。你值得拥有最好的治
疗。祝你好运。

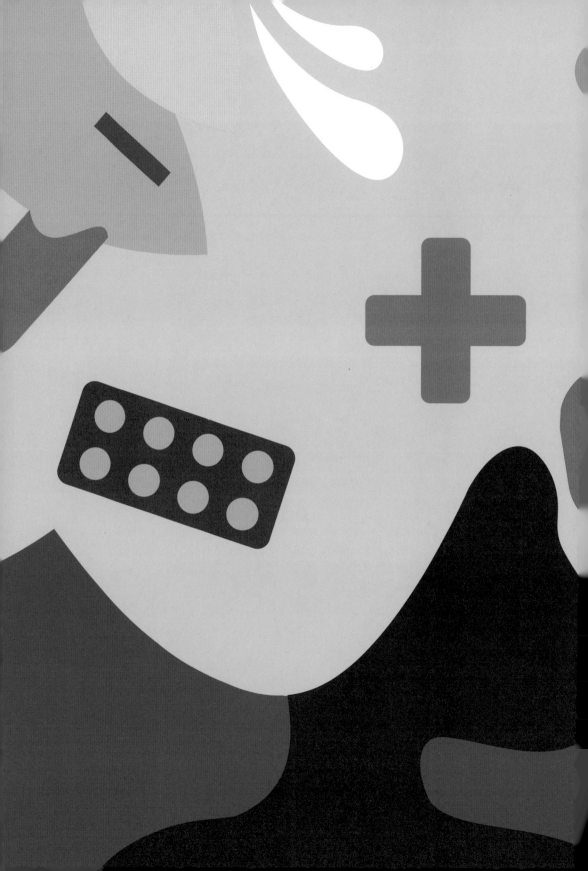

第 12 章

应对更年期
和其他健康挑战

●●●●●●●●●●●
1/10 的女性
会遭遇子宫内膜异位症。[59]

●●●●●
3/4 的女性
会遭遇经前期综合征。[60]

●●
1/2 的人在人生的
某个节点会被诊断出癌症。[61]

●●●●●●●●●●●
以及，
每一位女性都会经历更年期。

　　我们不只是数字。我们值得拥有正确的建议、照顾和护理。从卵巢癌到其他症状，如子宫内膜异位症和甲状腺问题。在你们很多人分享的故事中，你们一边与更年期搏斗，一边又在管理其他健康问题。

"癌症治疗后的绝经：那些自然进入绝经的女士可以忽略我所说的。"——亚尼内

十几岁和 20 岁出头时，亚尼内迫切地希望自己的月经结束，因为她痛恨它们所带来的麻烦和疼痛。

现在，我对自己非常生气，觉得自己蠢到家了，居然想要绝经。

因为癌症治疗，我的卵巢衰退，28 岁时我开始绝经。一年后，由于无法忍受的绝经症状，我开始接受 HRT。盗汗、情绪不稳、缺少性欲，感觉自己像个疯女人可不是什么愉快的经历。

我向外求助的一个关键时刻是，有一天我愉快地步行去上班，但当我脱下外套时，我开始哭泣。不是啜泣，而是号啕大哭，肩膀颤抖。我的同事们肯定以为发生了什么可怕和痛苦的事情……而我浑然不知到底发生什么了。

把自己锁在厕所里长达三十分钟后，我意识到自己不能一整天都待在那里。我决定回到工位，勇敢面对。我抽泣着走向办公桌，每个人都看着我。我想最理性的做法是让大家别看着我，然后把椅子转到房间的角落里，我一直在那儿坐着，直到眼泪止住。

现在我使用 HRT 已经有八年了，我把它看作自己的生命线。有人说红牛让人起飞，嗯，HRT 给了我生命。

我在尝试谈论绝经，因为我觉得这非常重要，但我也不禁有些失落，因为我所说的，会被那些自然进入绝经的女性忽视。我希望有一天，我们都会坦然地谈论它，没有尴尬；在更年期的任何一个阶段，都可以支持彼此。

非常感谢你的分享，亚尼内。癌症和 HRT 是非常复杂的情况——我们必须持续谈论它，并互相教育。

娜 奥 米 医 生：

应 对 癌 症 和 绝 经

诊断出癌症已是足够艰难，更别提癌症治疗也许意味着绝经会比你预期的更早到来。

你有可能需要同时应对癌症治疗和绝经。

对于有任何个人或家族癌症史的女性来说，被告知在任何情况下都无法采用 HRT 是很常见的。然而，情况可能并非总是如此，这意味着一些症状严重的女性，本可以从 HRT 中受益，却只能独自挣扎。

假如你有癌症史，我建议你去找专业人士讨论自己的选择。重要的是，你要讨论你的个人情况，权衡风险和收益。这意味着在每一个个案中，梳理出正确的选择。

假如 HRT 不合适，还有一些我们在上一章中提到的替代方案。它们可以缓解一些

症状，如潮热、阴道症状和泌尿症状。也不要忘记尝试调整生活方式。

会让你进入绝经的癌症治疗有以下几种：

→ 涉及卵巢的手术

→ 化疗

→ 针对骨盆区域的放疗

→ 激素治疗

摘除两个卵巢的手术，会导致突然且永久性的手术绝经。而其他治疗方式导致的绝经或许是暂时的，也可能是永久的。这取决于治疗方式以及你的年龄。越年长，越不可逆。

我见过很多女性，她们的人生因为卵巢摘除被翻了个底儿朝天，却没有被充分告知手术绝经的后果。我听说，女士们当时接收到的信息是，"我们进手术室之后，可能就开始摘除了""你甚至都不会注意到"，以及"你已经有孩子了，所以你不再需要卵巢了"。一般来说，摘除卵巢是绝对必要的，但不应该对后果轻描淡写。

卵巢负责产生大部分的雌激素和大量的睾酮。无论出于什么原因，当它们被摘除时，会立即进入手术绝经期。这种即时性意味着你更有可能遭受更严重的症状。

你有权利要求对手术及其副作用进行全面的讨论。

应该向癌症专家提哪些问题：

→ 治疗对我意味着什么——我的绝经是暂时性的，还是长久性的？

→ 它会如何影响我的生育能力？

→ 对于更年期症状，我能获得哪些治疗——您今天能否开药？

假如你需要更多的信息，请他们将你推荐给一位妇科内分泌专家。

"绝经之于很多女性是一种孤独的境地，包括我自己。"——希瑟

33 岁时，希瑟经历了手术绝经。2020 年，在紧急手术切除破裂的子宫肌瘤后，她被诊断患有一种罕见的癌症——平滑肌肉瘤。

癌症被发现是雌激素受体阳性，所以我选择摘除卵巢。希望能降低复发的风险。

目前，我在经历手术绝经，这是一场恶战。我无法采用 HRT。潮热很可怕，我在学着与它共存。我有一个两岁的儿子，我需要时常带他去户外玩耍，这变得尤为困难。当我和他在外面四处走动时，我会突然潮热，大量出汗。我觉得这真的很尴尬和可怕。

除了身体上的副作用，绝经对我的心理健康也有很大的影响。我在努力克服焦虑和情绪低落，但绝经（及癌症诊断）让情况更加糟糕。我发现自己很难集中注意力，也在和脑雾搏斗，我记不住事情。与工作相关的所有事变得尤为困难。尝试解释自己的感受以及它对我的影响，是一个真正的挑战。向那些没有亲身经历的人说清楚问题，并非易事。

我坠入了一个情绪饱受折磨的低点。幸好，我现在开始使用一种叫作艾司西酞普兰（Escitalopram）的抗抑郁药物，它似乎有用。也有证据证明，这种药物可以缓解潮热，但我们还需要等待看看效果。

绝经之于很多女性是一种孤独的境地，包括我自己。我无法告诉同龄人我所经历的一切，因为她们处于人生截然不同的阶段。她们中很多人还在等待成为妈妈。有人提到过几次，也许未来我可以使用 HRT。但我的癌症非常罕见，关于它的证据和信息都少得可怜，我不知道是否会有这一天。同时，我也担心提前绝经对我的长期健康的影响，所以我在努力地通过饮食和锻炼使自己尽可能保持健康，包括负重运动。我也会定期做双能 X 线骨密度测量。

非常感谢你的故事，希瑟。给你无尽的爱。

"我希望声音被听到，希望有人指引我。"

——克丽丝

十五年来，克丽丝深受子宫内膜异位症和经前焦虑障碍（Premenstrual dysphoric disorder，简称 PMDD）的困扰，她形容自己过着痛苦的生活，自杀的念头时不时冒出。

因为子宫内膜异位症，我会经历七至九天的严重失血。它给我带来了很多不适，性生活之后的几天都非常痛苦。然后我又诊断出了纤维肌痛症（一种引起全身疼痛的慢性疾病）。种种因素叠加，让我觉得我的身体罢工了。

因为经前焦虑障碍，每次来月经的十天前我都想要自杀。症状在月经当天得以缓解。我像行尸走肉，没有生命力。我觉得自己不能再忍受下去了，子宫切除术似乎是结束痛苦的唯一方法。诚实地说，手术之后我觉得好多了。我又活了过来。我尝试了 HRT，

但经前焦虑障碍又出现了，这令我惊恐万分。因为我不想让我的生活又回到我终于摆脱了的那种样子。医生从未真正理解我对此的恐惧，他们建议我服用抗抑郁药物。我知道我的情况并非如此，所以没有服药，但我的身体在呼唤着缺失的部分。我不知道怎么做才是最好的……我希望声音被听到，希望有人指引我，让身体获得它想要的，从而感到满足。

非常感谢你谈论经前焦虑障碍，克丽丝。这非常重要。没有足够多的女性谈论它，也没有足够多的媒体和杂志讨论它。我敢肯定，有很多女性患有经前焦虑障碍，但她们甚至没有意识到。由于激素水平的波动，情况会更复杂，尤其是在需要摄入各种激素药物时。所以，非常感谢你分享自己的故事。

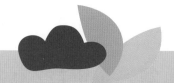

娜 奥 米 医 生:

其 他 问 题 与 更 年 期

经前期综合征和经前焦虑障碍

经前期综合征和经前焦虑障碍在更年期都会加剧。使用 HRT 会有帮助,但确定合适的剂量和给药方法会是一项挑战。

假如你患有经前期综合征或经前焦虑障碍,一开始就要告诉医生,并要求看专家。

因为你对激素波动较为敏感,刚开始用 HRT 会引起类似经前期综合征的症状,如生气、愤怒、流泪、乳房肿痛和身体发胀。这些问题可以通过调整剂量或尝试其他给药方式来解决。

子宫内膜异位症

在英国,大约有 1/10 的育龄女性患有子宫内膜异位症,[62] 就是类似子宫内膜的组织在身体其他部位生长。子宫内壁的一层组织(被称为子宫内膜)每个月会生长,并在来月经时脱落,而身体其他部位生长的组织却无处可去。这会导致疼痛、疤痕组织形成以及以下症状:

→ 盆腔疼痛

→ 痛经

→ 性生活时或性生活后疼痛

→ 肠道问题,如便秘和腹泻

→ 怀孕困难——不孕不育的女性患子宫内膜异位症的比例高达 30% 至 50%。[63]

→ 疲倦

虽然目前尚无治愈方案，但有一些方法可以控制症状。其中包括疼痛缓解和激素治疗，来减缓子宫内膜异位组织生长并防止新的沉积，以及手术。

对于子宫内膜异位症和更年期同时发生的情况，治疗可能会很复杂，所以我总是建议你去看妇科内分泌专家。

HRT 是一个选项。然而，子宫外的内膜组织会受到额外补充的雌激素的刺激。但这并不是说要完全地排斥 HRT，你应该去和专家讨论一下，怎样做是正确的。

大多数情况下，摘除子宫后的女性不需要孕酮，但子宫内膜异位症是一个例外，因为你体内仍可能有子宫内膜。[64]

生活方式的改变（运动、戒酒、戒糖、戒咖啡）会对你有所帮助。

甲状腺功能失调

女性患甲状腺疾病的概率是男性的十倍。[65]

甲状腺疾病有两种类型：

→ 甲状腺功能减退，即甲状腺功能不足，无法产生足够的甲状腺激素；

→ 甲状腺功能亢进，即甲状腺过度活跃，产生了过多的甲状腺激素。

这两种甲状腺疾病都会引起情绪变化、代谢异常、体重改变、疲劳以及对温度的敏感。症状可能与围绝经期类似。

正如前文所提到的，甲状腺疾病更容易发生在提前绝经或早发性卵巢功能不全的女性身上，反之亦然。此外，围绝经期和绝经期雌激素的下降也会影响甲状腺激素的补充需求。

甲状腺功能失调的情况下，能采用HRT吗？以下是你需要知道的

甲状腺功能失调不应该是采用 HRT 的障碍。但因缺少研究，人们对二者之间的相互作用知之甚少。以下是需要了解的关键点。

→ 围绝经期时，甲状腺激素的需求量会增加，HRT 可以降低其需求量，尽管目前缺乏研究数据。

→ 虽然通常只有口服补充雌激素会影响甲状腺激素水平，但在采用 HRT 后，假如你感到甲状腺疾病复发，有必要请医生检查一下自己的甲状腺功能（通过验血）。

更年期和艾滋病病毒（HIV）

在英国，大约有十万人携带艾滋病病毒。[66] 针对艾滋病病毒和更年期关系的研究目前不多。但研究表明携带艾滋病病毒的女性更容易绝经，尤其当她们的 CD4 细胞（一种白细胞，能杀死细菌和病毒）数量不足时。

英国一项 2021 年的研究表明，在 836 位携带艾滋病病毒的女性中，1/3 有严重的更年期症状。其中，不足 1/2 的女性听说过 HRT，且少于 1/10 的女性尝试采用。只有 5% 有泌尿生殖系统问题的女性使用了局部激素。[67]

原因尚不清楚，可能是由于艾滋病病毒或免疫系统对卵巢的影响，以及它们产生了对更年期会有影响的激素。

艾滋病病毒以及一些人类免疫缺陷病毒的治疗方式，可能会增加骨质疏松症的风险。[68]

HRT 可以和艾滋病治疗同时进行。但请向医生确认，HRT 和你服用的抗艾滋病病毒药物之间是否会产生相互作用。

"我遭遇了手术绝经和甲状腺疾病——但我挺过来了。"——苏菲

诊断出纤维瘤后，苏菲摘掉了卵巢——她有三个纤维瘤，最大的直径有十厘米。

六周后，我开始了单用雌激素疗法，每天使用 0.5 毫克的凝胶。因为症状严重，慢慢增加至每天 2 毫克。

我的情况有些复杂，2017 年年底我被诊断出甲状腺功能减退，接着又是桥本氏甲状腺病（一种自身免疫性疾病，免疫系统会攻击甲状腺）。现在我知道甲状腺和雌激素会相互作用，并有类似的症状，所以我并不确定是什么引起了什么。

我并没有感到潮热，但有热的感受，一般发生在早晨或深夜。我常觉得非常疲倦、难以入睡、精力不济、易怒、焦虑，在性生活中感到疼痛，我的性欲跌落到谷底。再说一次，我很难判断，这是由绝经造成的，还是桥本氏甲状腺病发作。

2021 年 1 月，我去看了一位妇科内分泌专家；她明白一切，也能精准理解为何我的感受如此糟糕。我做了一次雌二醇验血检查，结果显示我的雌激素水平非常低，我根本无法吸收凝胶，所以她让我改用皮肤贴片。她还为我开了睾酮凝胶，在之前从未有人向我提起过。

之后我又去看了同一位医生，她增加了我的雌激素用量，之后的雌二醇验血结果显示，我的雌激素水平改善了很多。我挺过来了！

感谢你的故事，苏菲。它强调了我们需要更多的妇科内分泌专家，尤其在 NHS 体系内。我很高兴你找到了对策，你的雌激素水平有了很大改善。击掌！

从这一章中我们可以看到，每一个案例、每一位女性都是一个个体，有着非常个体化的需求。通过读本书进行系统性研究，并懂得如何向医生提出正确的问题。知识就是力量。

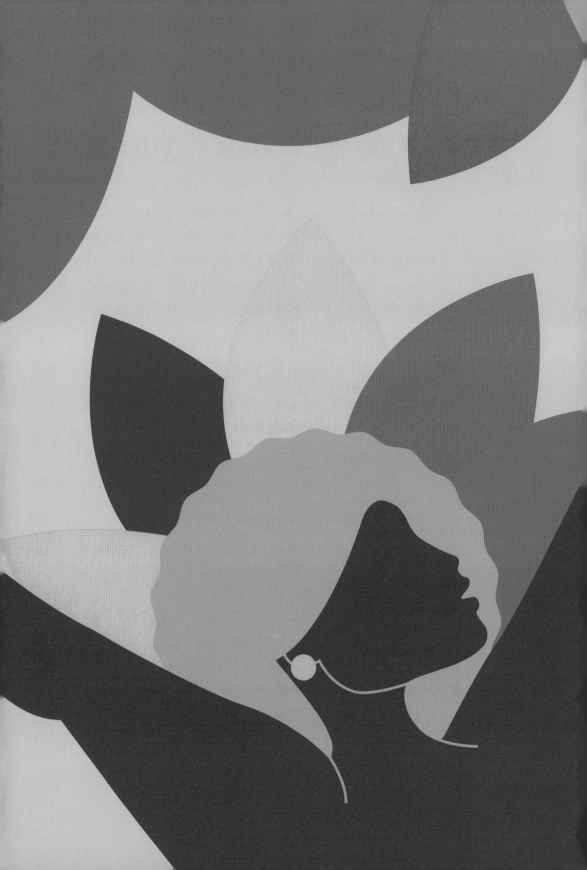

第13章

我看到你了——你看
起来非常好：
更年期变化中的
积极行动

在围绝经期和绝经，回归自己最好的状态，不仅仅需要激素和其他药物。运动、健康饮食、花时间照顾好自己，这些都是不容置疑的，需要成为你更年期计划中的一部分。

不知道从哪里开始？从运动、维生素补剂到饮食中你无法或缺的营养，这里都有

涉及。此外，我从护肤女王卡洛琳·海伦斯那里得到了一些效果惊人的小窍门，从谢丽尔·菲尔普斯－卡迪纳（Cheryl Phelps-Cardiner）那里得到了化妆技巧，护发专家迈克尔·道格拉斯（Michael Douglas）也会与我们分享如何让自己看起来神采奕奕。

动 起 来

在儿童和青少年时代，健身和我从不相干。二十出头时，我主要的健身项目是蹦迪，跳六个小时是很好的有氧运动！到了二十五六岁，我不再泡吧，戒烟、戒酒，结果体重飙升。

我决定做点儿什么，于是开始健身。起初，我毫无头绪。我去了健身房，但这完全是在浪费时间和金钱，因为我不知道怎么用这些设备，也耻于提问。我只是穿着健身服到处晃，想让自己看起来酷一些，就像我知道自己在干什么一样。

当我怀第二个孩子蒂莉时，运动才真正进入了我的生活。我通过本地杂志，认识了

杰基·雷恩和马克·雷恩。

跟着我的 DVD 一起运动过的人，一定知道杰基和马克。因为我的大部分 DVD 中都有他俩。他们鼓励我热爱运动，这真的要归功于他们。

我想要神采奕奕、内心舒畅。其实，我真的只是想要更好地照顾自己，从而能更好地照顾两个孩子（那会儿我很确定，假如够幸运的话，我还会有一个孩子）。

从那时开始，运动一直是我生活中很重要的一部分。而且，随着年岁渐长，我的锻炼计划也发生了些许变化。我把速度调慢了

一些——三四十岁时，我经常做大量的高强度间歇训练和极限有氧运动。我一般每周至少运动三到四次。那时，我真的在狠狠地逼自己。现在，我再也不会那样折磨自己了。我对待这一切更冷静了一些。

我知道我喜欢什么样的运动，知道哪项运动有益于我的身体，而不执着于认为自己应该做什么。这是我的改变——岁月让我更能理解自己，也不再苛责自己。

在围绝经期的早期，我似乎失去了能量。潮热、睡眠不足……我真的失去了锻炼的动力，尤其是在清晨。我的意思是，真的有人

会在早上六点钟从床上跳起来，对晨跑或一次高强度间歇训练开心地喊"耶"吗？不，我不这么认为。我知道锻炼之后，我会很高兴自己完成了锻炼。但在围绝经期时，这让我无法面对。我在夜晚无法入眠，我对运动没有兴趣。这其实吓到了我。因为在这之前，我一直对运动兴致勃勃。

开始接受 HRT 后，情况发生了变化：潮热和盗汗消失了，我的注意力更集中了，能量水平也恢复了。好吧，尽管早起锻炼的想法仍不会令我兴高采烈，但我还是坚持做到了。运动后，我会非常高兴自己坚持了下来。

为什么你需要在更年期时锻炼？

在我们人生的任何阶段，运动都非常重要。而在围绝经期和绝经时，运动更是意义重大。暴跌的激素水平，让我们更有可能碰到健康问题，比如骨质疏松和心血管疾病。我们的情绪犹如过山车。腰部会更容易长肉。

显而易见，你现在就需要开始锻炼的六个理由：

应对中年问题蔓延 [69]

保持骨骼强壮 [70]

保持头脑敏捷 [71]

保护心脏 [72]

振奋情绪 [73]

有助睡眠 [74]

你需要怎样的锻炼强度？

一般的建议是，每周运动五天，每天半小时。[75] 我想说，刚开始时，你应该以每周至少运动三次作为目标，再循序渐进。[75]

准备一张周计划表。在每周刚开始时，坐下来把"运动"写进日程中。对自己说，"好的，这是运动时间"，并预定一些时段。然后，把计划表放在你无法忽视的地方，比如说图钉板或冰箱上。

把一周视为一个整体，并规划出最适合自己的时间。比如，你可以安排在周一、周三和周五运动，让自己周末休息。或者，假如你认为周一不好，因为需要全力以赴工作，你无法全身心投入运动，可以换一天。

你永远不可能因为太忙而没时间运动

不要找借口！你一直有时间运动。一旦你为它腾出时间，你会惊讶地发现，它很快就成了你生活的一部分。假如你发现自己在想，"我工作非常努力，一天中都没有自己的时间"或"一天结束以后，我想做的就是瘫倒在沙发上"，那么我有一个最简单的解

决办法：早点起床。

把你的闹钟往前调半个小时。第一件事就是完成锻炼。这样，你在白天仍有时间完成其他各项任务。

我习惯于每周一早上七点上一堂健身课。因为能在七点四十五分把一周中第一次锻炼计划从任务清单中划掉，我扬扬得意。我总是习惯于发一张臭美的自拍，配上诸如"哦，运动打卡完成"之类的文字。我想说，我真的讨厌自己发自拍。而同时，能够完成它令我感觉良好，它让我精神饱满地迎接新的一周。

找到你喜欢的运动

大家经常问我最好的运动窍门。而处于清单顶部的无疑就是：找到你喜欢的。

不要做任何仅仅是因为你觉得自己应该去做的事。假如它令你不适或无聊，你就无法坚持下去。人们会和我说"我努力每天跑步，但我真的讨厌它"。那我会想，呃，你为什么要这样做？假如你讨厌动感骑行，那情况也是一样的。即便你认为自己应该参加上午六点的健身课，它是很好的有氧运动，

也别浪费钱，因为你无法长期坚持。

假如你有一段时间没运动了，或想要换换新口味，你可以尝试新的项目。可以是尊巴舞或游泳，可以是居家锻炼，也可以尝试骑行或跑步，也许就会喜欢。重要的是去体验和尝试不同项目。

开始锻炼，却时间不够？尝试居家运动

在疫情期间，居家运动成为风尚。但我认为，居家运动在任何时候都应该被推崇。只要在卧室或者客厅按下播放键，就能在其他任务之间锻炼而无须离开房子，是多么便捷。

假如你不热衷于团体课或健身房，假如外面天气恶劣，这是很好的选项。假如你很害羞，对出汗、年龄、体形感到尴尬，假如你不爱社交，这是在安全空间保持活力的好办法。可供选择的居家运动非常多：可以看我的运动书《拥有你的目标达维娜》（*Own Your Goals Davina*），YouTube 上有很多免费视频，当然还有可爱的乔·威克斯（Joe Wicks）[I]。

I 一款运动APP "The Body Coach" 的创始人。

为何步行值得歌赞？

它太被低估和忽视了，但我很爱走路。它是免费的，无须大量花哨的设备，就能让我放空自己。你也很容易在生活中做到。尝试步行送孩子们上学，走路去商店或火车站，而非跳进车里。

我每天会带着我养的小狗波散步两次——我会在衣服外面系一条跑步腰带，我的孩子们会嘲笑我。但这个方法很好，走路时我可以把小狗零食和便便袋放在里面。

这让我想到了另一个窍门：假如你喜欢动物，在生活中也能为它们腾出空间，那就养一只狗吧。相信我，你不会后悔。狗狗的爱是无条件的，它们会成为最佳伴侣。

狗狗并不在意你是否有更年期的感受，它们只想要散步。这就像你拥有了自己的狗狗激励先生——我每天和波外出两次，无论雨天还是晴天。

步行是一种很好的负重运动，它有助于增强骨骼力量。总体上说，负重运动是一种对抗地心引力的运动。假如你不喜欢步行，

舞蹈或爬楼梯也可以。

关于步行的最后一件事。还记得本书开头时说的"有目的的步行"吗？加快速度，快步前行。在步伐中增加一些动力，意味着你可以更快地到达目的地，燃烧更多的热量，加快心率，产生内啡肽。我常常会戴上AirPods耳机，开始快走，而波紧紧地跟着我。我也许看上去有点儿疯癫，会把别人逗乐，但谁会在乎呢？我喜欢这样。

所以，下一次外出步行时，记住：昂首，挺胸，收紧腹部，摆动双臂走下去。

依水而居？试试野泳

野泳——指在湖泊、池塘、户外水池和大海中游泳——当下很被推崇。而这是有充分理由的：研究表明，冷水浴会增强你的免疫系统和新陈代谢功能，改善睡眠和情绪，这是冷水疗法对你有益的原因。[76]

不久前，我看到了一个新闻片段，有一群女士一起去南威尔士的斯旺西游泳，来缓解她们的更年期症状。

她们穿着泳衣、潜水服，戴着泳帽，纵身一跃，冻个够呛，瑟瑟发抖，但捧腹大笑。她们欢畅淋漓的对话、彼此的情谊以及运动的样子，看起来非常棒。

为什么一段厨房迪斯科也许是你需要的？

锻炼并不总是指在任何气候条件下的越野跑，也并非总是在健身房里举重。时而抽空锻炼二十分钟，见缝插针锻炼半个小时，会使一切不同。

可以是任何一种让你动起来的运动——散步，和孩子或孙子在公园里玩耍，然后是我个人最爱的，在厨房里随着音乐跳舞。

任何一种运动都可以，无论你选择做什么，都比那些瘫在沙发上看奈飞节目和吃薯片的人强。

你无须孤身一人
——找一个运动搭子

假如你的意志力比较薄弱，那就给自己找一个"运动搭子"。无论是朋友、伴侣还是一起吃中饭的同事，对另一个人负责是一种很好的敲打，也能帮你增加动力。假如你不喜欢这项运动，也不至于会打退堂鼓，而运动也会变得有趣得多。

我和我的朋友安娜一起跑步。她比我年轻一点儿，水平比我高很多。她非常有动力，并且非常善良——假如我有一阵子不适合跑步，她都会陪我跑跑走走，即便她任何时候都能跑半马。

她给了我很大的激励，因为她会给我打电话，对我说："我要去跑步了，你去吗？"我会想，该死，我以为自己可以侥幸逃脱……尤其是在假期期间，我在家时间比较多——腾出时间更困难——她很善于让我走出家门，和她一起做一些事。我觉得她非常鼓舞人。

有时，她想去跑步，假如我不能去她家，她会鼓励我在家跑。我也许会想，她都跑完了，我也不能落下。假如做不到的话，你们不一定非得面对面陪伴着锻炼。可以约着一起线上锻炼，甚至都不需要在同一时区。

另外一个好方法是和运动搭子一起回顾你的锻炼目标，并提前规划下一周的目标。

挑选一项与心情相符的运动

假如你喜欢蹦蹦跳跳，喜欢把愤怒机器乐队（Rage Against the Machine）的音乐开得震耳欲聋，那伴随着恩雅（Enya）的旋律跳舞是无法让你得到释放的。

假如我的心情很差，我会选择一项能排解情绪的运动，比如拳击课。我会打鼓、弹贝斯，这对我来说真的是一种宣泄。试一试——我可以保证，你之后的感觉会好很多。

另一方面，假如你感到忧伤或脆弱，可以做一些温和有爱的事情，比如普拉提或一些不错的瑜伽伸展动作。

参与慈善挑战也很不错，这会增加你的动力——尝试 5 千米跑，或和一群人一起报名参加慈善步行。

管理饮食，让更年期更健康

我常被问起中年时如何控制体重……我并非营养学家，但我的经验是，随着年岁增长，我无法再消耗相同的热量。所以，为了抵消这一点，我仍然在吃相同的食物，只是少吃一点。我并不执着于计算热量。算了吧，让我们诚实一些，人生太短暂了。

人生中有些时刻，一切变得令人难以忍受。那时食物将是巨大的情感抚慰。新冠肺炎封闭隔离期间，我知道靠大吃咽下情绪的人不单单是我。更年期也可能是其中一个艰难时期。当你太过疲惫，无力烹制健康食物时，当你在工作中度过了糟糕的一天时，当你的情绪处于低潮时，橱柜上那一大块巧克力在对你眨眼睛，它太诱人了，令你无法忽视。一开始是几小块，几分钟之后，一大块家庭装的巧克力都下肚了。

在人生的这个阶段，我的新陈代谢自然地变慢了一些。而且我确实发现，假如重了几磅，减下去比之前更难。我放在首位的两件事是：保持锻炼，合理饮食。我在饮食上并没有给自己设限，但假如我知道自己吃得有些多，就会在之后的几天管住嘴。

假如你知道自己不知出于什么原因在慢慢地变胖，为了有效减轻体重，你需要双管齐下：20% 靠运动，80% 靠饮食。

游泳圈（腰间赘肉）？别慌

中年时体重增加并非不可避免，假如你想，还是可以甩掉肥肉。

更年期时，我们的肌肉量会减少，所以我们需要吃大量蛋白质。但假如你的摄入量与 20 多岁时相当的话，你就会不知不觉地变胖。

假如你想要减量，第一步是观察食物分量。你不需要在厨房里准备一个很大、很花哨的秤，你可以用手来衡量。

手掌大小
——瘦肉和鱼肉的量

拳头大小
——蔬菜的量

手做杯状一捧
——碳水化合物的量

一个大拇指
——脂肪的量

给自己准备一个小一些的盘子

当我放纵大吃后，会使用另一个简便的小窍门——在圣诞节后非常有效——换一个小盘子。

你也许会觉得有些饿，但你一旦开始减轻体重，胃也会缩小一点儿，而你所需的食物量也会减少。

对那些偶尔的犒劳，要保持诚实

我曾见过一些孩子上了大学后，在第一年大吃大喝，体重增加了一英石 [I]，完全是由于酒精和凌晨四点钟的快餐。在美国，人们甚至为这种现象起了一个外号：新生肥。[II]

我并不是说必须抛弃你喜欢的所有东西，只是不要过分——每周点三次你最爱的外卖，或每餐吃双份的量。关键是适度。

糖是我的克星。一旦开始，就很难停下来。有时，我会买巧克力和其他零食"给切斯特"，其实我心里很清楚，它们是给我的。

假如你做了类似的事情——总是眨眼间就把食物吞下肚中，那最好的办法是把它们从橱柜中清理掉，直到你可以养成更好的习惯。眼不见，心不烦。

我现在不再喝酒了，但假如你发现自己养成了每晚小酌的习惯，就和自己订一个协议：或者放弃工作日夜晚的小酒，或者限制每周喝酒的次数。酒精里面都是空热量，它也给夜晚的睡眠造成了障碍。

HRT会让我减轻体重吗？

HRT 本身不会让你减轻体重。但很可能你会发现，假如你需要掉秤，HRT 会让你有动力采取行动。我的意思是，疲惫、焦虑、抑郁、疼痛会令最全身心投入的健身客也失去动力。于我而言，HRT 缓解了我的症状，也重新点燃了我锻炼的欲望。

I　一英石约等于6.3千克。

II　英文为the Freshman 15，指的是大学新生在第一年增加约15磅的体重。

帮助你度过更年期的关键维生素和营养物品

钙

钙帮助骨骼强壮和健康，可以预防骨质疏松。你可以从绿叶蔬菜、豆腐、硬骨鱼如三文鱼、奶制品及植物奶和谷物等食物中获得钙。[77]

维生素 D

这种维生素能帮助我们的身体吸收钙，但很难从食物中获得所需的维生素 D。我们体内的大部分维生素 D 来自阳光较充足季节的日晒，但你也许应该考虑服用维生素 D 作为保障——尤其在秋季和冬季。每日摄入 1000 国际单位被证明可以改善骨骼健康、胰岛素敏感性和免疫力。[78]

镁

镁是一种可以改善睡眠、减轻压力、缓解疼痛肌肉的矿物质。你可以从饮食中得到所有需要的镁——坚果如杏仁和腰果是很好的来源，还有绿色蔬菜和全谷物——但要记住酒精和咖啡因会影响镁的吸收。[79]

其他

我每天服用维生素 C 和维生素 D 的复合片。我买的是咀嚼片，我特别喜欢这种，因为吃起来像糖！我还服用复合维生素 B（结合了所有维生素 B 的种类），夜晚我会服用镁，用以辅助睡眠和照料肌肉。我每天还会喝胶原蛋白。胶原蛋白富含蛋白质，它也帮助我摄入蛋白，这很好。我喝胶原蛋白，不仅仅是为了头发、皮肤和指甲（这是很多人摄入它的原因），还为了我的身体内部——肌腱和韧带。

你应该常常和医生聊一聊。

护肤，急救 SOS

干巴巴，充满褶皱，还有一点儿悲伤。

听起来我是在描述一粒孤独的葡萄干。事实上，我在形容我的皮肤在围绝经期时看起来的样子。

我喜欢看到人们大笑时眼角的皱纹，但早晨在镜子里盯着我的褶子令我非常沮丧。

假如你有同样的遭遇，援助即将到来：欢迎不容置疑的护肤女王卡洛琳·海伦斯闪亮登场。

卡洛琳是一位全球认证的高级美容专家，她在一百多家品牌受训。她的职业包括定制面部护理，以及为顶级品牌培训团队。她在护肤领域已经有几十年的经验，是一股自然的力量。一开始，我是在社交媒体上关注了卡洛琳，就像找到了护肤精神导师。她很诚实、坦率。说起更年期护肤，她非常了解。她强烈抨击整个围绕着更年期而生的产业——她称之为更年期圈钱——假如有任何她不了解的护肤知识，那就说明它们根本就不值得被了解。她是一名真正的更年期勇士。她会带领我们了解需要知道的所有关于围绝经期和绝经期的护肤知识。

在她分享完经验之后，我会介绍一个毫不费事的化妆方法，只需五分钟就能完成，我保证这会让你感受很好。

好的，现在，我要把话筒递给卡洛琳·海伦斯。她会告诉你，为什么你的皮肤在变化。她还会告诉你一些专业门道，应该怎么做才能让皮肤看起来和感觉起来都很棒。

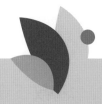

卡洛琳·海伦斯
护肤精品大师课

围绝经期时的皮肤怎么了？

当雌激素在围绝经期开始波动时，它对肌肤会产生连锁反应。雌激素的下降会影响你的肌肤保留神经酰胺、脂肪酸的能力，而这些成分可以帮助肌肤锁住水分。

个体肌肤反应不同——你也许一点儿问题也没有。但对于很多女性来说，围绝经期意味着皮肤更容易发红和长痘。40岁时，我突然开始长成人痘。之前从未有过的重型顽固痘，像一座座不会爆发的火山在脸上挥之不去，尤其是在下巴部位。

这是因为你的皮肤变得越来越薄了。你很可能注意到了（从围绝经期开始）皮肤需要更长的时间才能修复。假如长痘的话，需要更长时间才能消下去。肌肤的反应速度变慢了，因为它不再拥有相同的受体来应对痤疮，对于割伤和裂开的伤口也一样，需要更长的时间来愈合。

应该做什么？

不要急于购买最近流行的护肤成分，或开始买大量针对肌肤衰老的产品。"肌肤衰老"指的是减少皱纹。而在围绝经期，你需要解决的关键问题是皮肤发红和长痘。

话虽如此，你也不会想要粗暴地对待你的整张脸。求你了，不要攻击你的脸！有时，当女性开始长痘，她们对待脸的方式就像对待敌人。要治疗长痘的地方，而不是整张脸。

围绝经期时，我把质地厚重的润肤霜换成了质地轻薄、水性的润肤露。它能更快地渗透肌肤，让皮肤感觉轻盈、舒适。

寻找那些含有神经酰胺和多肽成分的产品。多肽是一种氨基酸，能帮助改善暗沉和干燥的肌肤。神经酰胺和多肽都是保持肌肤屏障的温和方式，不会过于刺激。

更年期和皮肤

进入更年期后，雌激素进一步减少，皮肤失去光泽和弹性，开始长皱纹、发腮。假如你发现自己的肌肤从长痘变为洗脸后感到紧绷和干燥，这也许表示雌激素进一步减少，你更接近绝经期了。

火上浇油的是，皮肤更难锁住水分了，你可能会发现自己的皮肤变得干燥、脆弱、发痒。你会想，这到底是怎么回事？

因为进入绝经期后，激素仍在波动。你可能会长奇怪的痘痘，但总体而言，在这个阶段，皮肤会越来越干，越来越暗沉。

应该做什么？

除非是医生开的处方，否则还是把你的钱省下来，避开那些保证能治好潮热或能解决更年期肌肤问题的产品。

假如你的皮肤干燥且暗淡，最关键的是让皮肤恢复水润。这并不是意味着你要选择非常滋润的保湿霜（除非你的皮肤非常干燥和发痒），水性的润肤产品就够了。

不要花一大笔钱在清洁面膜上，相反——要寻找一种保湿面膜。假如你要出席大场合，优质的面部精油可以很快解决所有问题。

再一次强调，寻找含有神经酰胺和多肽类成分的产品。温和舒缓的产品不会让你的皮肤受到过度刺激。白天，更年期肌肤通常对洁面乳、面霜、脸部喷雾、优质润肤露反应良好——所以不要漏掉品质优良的防晒霜，它能保护皮肤！经验法则是：假如你在外面的自然光下还可以读书，那就需要抹防晒霜。夜晚可以重复你的日间护肤流程，省掉防晒霜环节。

我发现自己现在也不太能接受刺激性的产品了，比如视黄醇。因为更年期，我的皮肤屏障已经被永久性地破坏了，所以它不喜

欢比较刺激的视黄醇，而我在五年或十年前
还能够耐受这个成分。重要的是，倾听肌肤
的声音，看看它能应对什么。

毫不费力的
五分钟化妆流程

40 多岁时，我每天开始化一点淡妆。
即便是在出门前涂一下眼睫毛，也会让我开
心，自我感觉良好。

我的化妆师谢丽尔·菲尔普斯–卡迪纳
非常棒，我第一次遇到她是在为卡尼尔拍摄
广告时。她和所有出色的摄影师合作过，比
如大卫·贝利（David Bailey），也和很多超
模合作过。谢丽尔第一个告诉我，除非你想
要充满戏剧效果的烟熏眼，否则不要在下眼
睑画眼线之类的东西：这非常显老，因为它
会在视觉效果上把眼睛往下拉。

以下是她的几条重要建议。

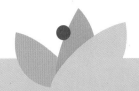

来自谢丽尔·菲尔普斯-卡迪纳的
化妆秘诀

这是写给那些希望化妆流程变得超快、超便捷的女士的。随着年岁增长，肌肤会失去青春的光彩，而这正是我能够帮助你们重现青春的地方。所以，在这里你看不到金·卡戴珊式的秘诀。我会推荐一些特定的产品，但其实可供选择的有很多。

粉底

有很多粉底类型可供选择：液体、霜状、粉状、水状。

香奈儿青春光彩水润粉底液（Chanel Vitalumiere Liquid Foundation）是我发现最好的、最容易使用的粉底，从白皙到中性肤色都能用。带有一点儿光泽感，色号选择范围很广。它有点儿贵，但你真的只需要使用很少的量，所以能用很久。

如果你的皮肤不错，可以跳过粉底这个环节，比如说，达维娜的皮肤很好，假如她自己化工作妆，会经常用有色面霜（Laura Mercier 有一些不错的色号）。

不管你的皮肤类型怎样，少就是多。在上粉底的阶段，忽略斑点或瑕疵，让皮肤看起来清爽。你的目标是在脸上到脖子下面覆盖一层薄薄的面纱。

遮瑕

选择有两种或多种色调的遮瑕盘，这样你可以混合出接近瑕疵周围的皮肤颜色。Bobbi Brown、Laura Mercier 和 il Makiage 都有相应产品——事实上，大部分化妆品牌都有遮瑕盘。比起粉色调，我更喜欢黄色调，用唇刷之类的小刷子更方便你控制用量和涂抹，比用指尖好。

在眼部下方，我会使用 YSL 明彩笔和 Laura Mercier 的眼部蜜粉，这是我装备中的必需品，是一种能反光的粉末，我觉得它很神奇！Laura Mercier 还推出了一种叫马尾辫（Pony Tail）的小刷子，很适合在瑕疵和眼下部位涂抹精细的、轻薄的遮瑕。

腮红

完成无瑕底妆后，现在我们需要做的是让面部神采奕奕。

你会想要模仿那种在清新的冬季早晨快走之后的肤色，表面粉色，基底则是李子红。

我会直接选择 Boomstick Colour，这款腮红棒的颜色非常完美。它在包装盒上是看起来有些吓人的深酒红色，但实际效果并非如此，它的上色效果类似于脸颊泛起红晕，神奇地契合每一种肤色。涂在嘴唇上也很搭，有一种美妙的光泽感。但不管你用哪一种腮红，要选择霜状的。

接着，你需要在颧骨顶部、鼻尖以及下巴中间增加一点儿光泽。我喜欢 NARS 的高光棒，但再一次要说明，很多品牌有类似产品。你想要的是容光焕发，而不是闪闪发亮——你要的是清新的、水润的肌肤，泛着红晕……哦，不要忘记抹睫毛膏。

272

拯 救 头 发

对我来说，一头秀发能增强自信心。就像抹了一点口红，假如我的头发看起来很棒，我就会感觉良好，一切都在正轨上。

25 岁时，我第一次长白头发。从那时候开始，我就在染发（事实上，我从 18 岁开始就自己染头发了，但这是为了摆脱讨厌的白头发）。我知道很多白头发的女性看起来非常时髦，但我还没有准备好拥抱它。

我偶尔会在拍摄时染头发。我自己在家染发的事让大家很惊讶。对我来说，这比在理发师那里坐三个小时要方便多了。我可以抹上染发剂，和孩子们聊天，完成一些工作，同时等待颜色发生奇迹。

到了围绝经期时，在采用 HRT 前，我的头发有一些扁塌、干燥。我现在知道了，我的头发在哭着呼唤激素。

迈克尔·道格拉斯是一位从业超过三十年的发型师。关于头发，如果有他不了解的内容，那就说明不值得被了解。他和所有大品牌合作，他为广告、宣传画、电影、电视节目工作。他也是很多名人的发型师，他当我的发型师也有二十多年了。他在自己的 Instagram 页面上开"头发诊所"，邀请男人和女人上节目，解决他们的头发困扰——包括诸多经历更年期的女性。

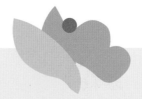

迈克尔的头发精品大师课

以下是他在 Instagram 上给更年期女性的一些很棒的建议。

头发在围绝经期和绝经期会遭受折磨的四个原因

自然衰老过程

随着年龄的增长，我们的细胞生产速度变慢，而细胞的复制是基于它们的上一个版本。我在一篇科研论文上读到过一篇很好的比喻，解释了这个情况：这有些像是复印。第一次复印一张图片时，它非常清晰，而当你一次又一次影印复印件时，它就会变得不一样了。这是我们细胞衰老的本质。

此外，因为毛囊（将每一根头发固定在头皮上）也开始衰老，发质变差，发量变少。黑色素不再产生，所以你会有更多的白发，头发本身也会变得细软。

激素

在我们的一生中，激素对头发健康起到很大作用。

简单来说，我们的头发会经历生长期和掉落期。90% 的时间里，我们的头发都在生长期，其余时间就是在掉落期——这时，你用手指穿过头发会有几缕发丝落下，或者你可能会注意到淋浴时底下会有一撮头发。

而围绝经期和绝经期时雌激素水平的下降会使一切失去平衡。雌激素水平下降会减少生长期，从 90% 缩短为 60%，同时加速脱落期，所以你会有更多的头发掉落，更少的头发生长。

雌激素减少，意味着被抑制的雄性激素会占上风。它们最先产生的影响之一是毛囊收缩。你的头发仍会生长，但它会变得更纤细。

你的基因

女性脱发一般会影响头顶的皇冠区，是一种遗传问题，因生长期变短所引起。它可能发生在任何年龄段，但在绝经后最常见，激素的变化会影响生长期的长度。

饮食

生长期时生长速度变慢，主要是和激素相关，但也与健康和饮食相关。从饮食中获得维生素和其他营养成分时，头发在优先列表中排序非常靠后。你的肌肉、骨骼、牙齿、眼睛和皮肤获得优先权。所以，假如你的饮食不均衡，头发将无法得到它所需的营养。

对付更年期头发问题的秘诀

假如你处于更年期，在经历脱发，而饮食又不健康，哎呀，那你的头发将会遭罪——而且它会表现出来。

以下是一些让头发恢复最佳状态的做法。

看医生

摄入雌激素会帮助重建生长期和脱发期。但需要坚持，因为你无法在一夜之间看到头发发生翻天覆地的变化。头发每个月平均生长 1 厘米，所以你需要耐心。在看见 HRT 真正的效果前，给它至少四至六个月的时间。

不要低估健康饮食的力量

我们常常忙得昏天黑地，尽力安排时间做每一件事，因此经常忘记给自己补充燃料、好好吃饭。我们的头发类型是由基因决定的，你不能让纤细的头发变粗壮，也不可能让卷发变直，但蛋白质是一种帮助头发长得更好的办法。你每天的饮食中大约需要 55 至 60 克蛋白质，来帮助你长出健康的新头发。胶原蛋白补充剂含有氨基酸（一种蛋白质），有益于头发、指甲和皮肤。维生素 D 有助于头发停留在生长期，所以要确保每天摄入足够的维生素 D。铁也能帮助头发停留在生长期。

让头发迅速恢复魅力

一些假发片可以让你的头发看起来更厚、更多。

发根修饰喷雾就是在长白头发的地方喷上色粉。

照料好头皮

头皮超级重要——这是孕育出一头秀发的土壤。

假如你正在遭受脱发折磨，可以尝试头皮磨皮治疗。它能清洁头皮，帮助毛囊长出头发，但一定要去专业人士那里治疗。

假如你有女性脱发症状（female pattern hair loss），那在家用米诺地尔也能唤醒已经死去的毛囊。你需要每天把它按摩进头皮，会产生一些不错的效果。同样，它不会让头发变粗壮，因为这是由基因决定的。

给你的头发一些温柔关爱

假如你经常吹干、烫卷或者拉直头发，那就需要在湿发上使用护法膏或喷雾等产品，再开始操作。

就拉直而言，少就是多。大家过多使用直发夹板，在同一处来回拉三四次，最好一次完成，慢慢地，再抹上一些产品保护头发。

顺便看一眼你在用的梳子。梳子有使用寿命，如果看起来有些老旧或破损，就换掉它们。

不要让你的年龄定义你的"行为"

我真的不认同当你到了一定年龄的时候，你的头发必须看起来是某个样子的观点。对于你想要的风格，你永远不会太老。你想要的是最好的自己。

我的一位客户是《东区人》（*EastEnders*）的女演员安·米切尔（Ann Mitchell）。她80多岁了，看起来非常漂亮。

五种让你看起来以及感觉更年轻的方式

笑！

就那么简单！

笑让你看上去温暖、积极、亲切友善，令大家想要围绕在你周围。笑也是超级性感的。

当你笑容满面时，尽管眼周出现了很多皱纹，人们只会注意到你迷人的笑靥，根本不会留意到鱼尾纹。

整牙

秃顶的男士面对脱发不知所措时，常会向迈克尔求助，他常对他们说："去整牙。"

这非常正确。你真的不能低估一口好牙的魅力。人们喜欢看到一个大大的可爱笑容，而整牙能够很好地提升信心。

孩子们戴牙套也激励了我。这完全改变了他们的笑容和举止。

所以，我想我也要尝试，于是我试了一下隐适美的牙套。它们完全是透明的，能够矫正牙齿，带来了很大不同。值得一提的是，我整牙时已经 50 多岁了，所以这并没有年龄限制。

托起胸部

随着年岁增长，尤其当我们有孩子后，胸部开始下垂。突然之间，它们不在自己原来的位置上了。我们开始让文胸肩带变长，更长。有时候，我们似乎是在穿吊带，而不是该死的文胸。

不要这样做。收紧肩带，托起胸部。你的胸部仍将看起来很棒，它们只是需要一些额外的支撑和精气神。

方便的时候，可以看看你的内裤和文胸抽屉，并把那些破旧的文胸扔掉。我记得看过一个调查，说女士们坚持十来年穿同样的两件文胸。十年！想想在过去十年中，你的胸部经历过的所有动作和激素变化——更别提你的文胸在洗衣机转了多少次。

假如你曾经雪白的文胸变成了灰色，你知道该做什么。把它们扔掉。

去吧，去试穿合适的文胸，买一些新的——不管是舒服的、性感的，还是有承托力的，都可以让乳沟重新回到你的生活中。

不要再呻吟

当你弯腰捡起东西时，你有没有发现自己会发出"呜呜呜呜""噫噫噫噫"和"呃呃呃呃"的声音？就像老年步步逼近。

过去几年中，无论何时我弯腰脱下运动鞋，我都会听到自己发出类似的呻吟声，它立刻让我觉得自己仿佛有 500 岁了。我不记得自己在 30 多岁时，发出过那些声音，我需要训练自己咬住嘴唇，别这样做。

假如你也这样做，停下来，别呻吟！

有目的地步行

年轻人走路时，仿佛他们要前往某个地方。我注意到，随着年龄变大，我的脚步慢了下来。我心想，天哪，我看起来已经不再像是要前往某个地方了。不仅如此，速度还变慢了，燃烧的热量远远比不上年轻时。

所以，记住加快步伐，因为这样做是在锻炼，它让你看起来更年轻——或表现得年轻——它也会让你产生内啡肽，这是我们都热爱的。在耳边播放一些音乐，挑一首好歌！这会让你加快脚步。

最后一件事：不要忘记去爱自己

作为一个整体，我们更年期的女性对自己非常苛刻。我的意思是，我猜女性终其一生对自己都很苛刻，我们用很多时间来批评自己——以及别人。当我批评其他女性时，我总是想，好吧，我是怎么了？因为当我对其他女性品头论足时，我肯定发生了一些事情，要么需要和一些朋友聊聊天，要么把烦恼都倾吐出来。

我们在这个世界上要做的事情已经够多了。想想在历史上，想想在我们自己的生活中，所有女性需要承受的：生育、月经、腿毛、更年期……所有的一切。我们不需要互相抱怨、批评其他女性。别这样做！

处于更年期的女性，我们需要记住，我们正处于人生的第二春。趁这个机会，我们可以抛弃之前的形象、外表和理想的样子，重新规划人生的新阶段——这个阶段可以持续三十年、四十年——我们完全可以重塑自己，成为自己想要成为的样子。

假如你有一天吃多了蛋糕变胖了，有一阵子没有锻炼了，或者因为没有取得自己想要的成果，你对自己非常生气，没有关系。只要按下重启键，并对自己说，好的，明天将是新的一天，我们可以从明天开始。

拥抱你的身体。不要误会我，我常常希望自己有艾拉·麦克弗森（Elle Macpherson）[I]的腿以及没有喂养过三个孩子的胸部，但我还是很爱我的身体。我和我的身体在一起经历了很多。它承担了三次怀孕的任务，承受了磨损，经历过运动狂阶段，还有体重的忽上忽下。但这是我。

让我们庆祝我们的身材。我知道，更年期对我们耍了很多的花招，不论身体上还是精神上，但你知道吗？我们还在这儿，仍然屹立不倒！哈哈哈哈。

请相信我，当我对你说：我看见你了，你看起来非常棒。

I　澳大利亚名模，出演过《简·爱》等影视剧。

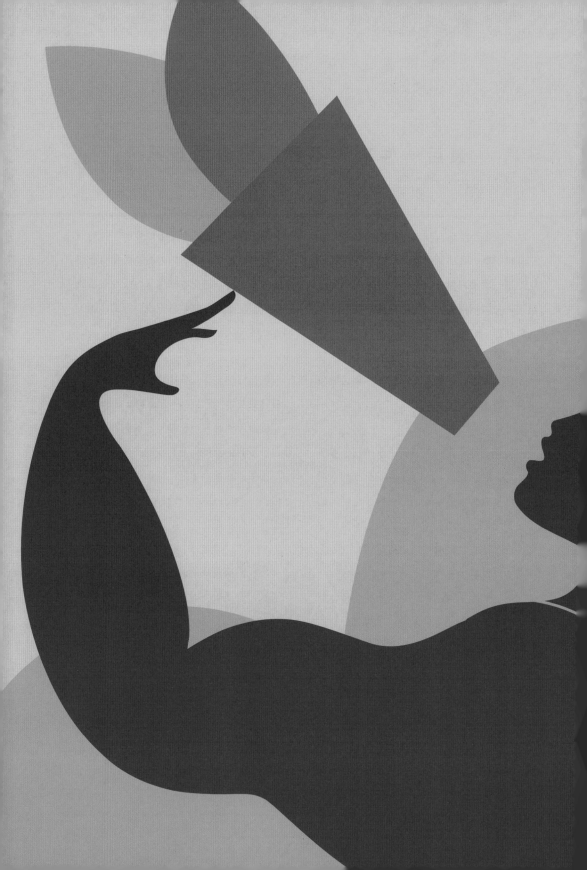

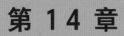

第 14 章

呼吁改变、
传递更年期的信号

我憎恨"menopause"这个词。

它的意思是"最后的阶段"。它听上去像是一个句号。更年期，然后……什么都没有了。它是一个无聊的黑洞，一个深渊。

但在日本，人们把更年期叫作第二春。我太爱它了！不是秋天，不是该死的冬天，而是第二春。

我也许听上去像是一个老嬉皮士，但你一旦控制住自己的激素，就会迎来重生。一旦我们平静下来，那就是我们可以真正开始新生活的时候了。

绝经并非人生的完结，而是我们的中年、我们的中间点。假如你出生在 1841 年，你可能只能活到 42 岁。而现在，英国女性的平均寿命是 83 岁。[80]

看到了吗？！我们还有这么多的事情要做。

和生育阶段告别后，你似乎得到了解放，你会想，我想要什么？接下来我会怎样呢？

对我来说，现在很好。我的激素水平还算正常。职场也让我比较开心。我和所有有亲密关系的人都相处得不错——我的朋友、家人、伴侣。现在，孩子们越来越大了，我喜欢看着他们成熟长大——显然不仅仅是身体上的，也是精神上的——成为青少年。

我还要告诉你另一件我喜欢的事：我喜欢看到其他女性拥抱中年的自由——做出改变、尝试新鲜事物，也许开始创业，让自己无拘无束，摆脱过时的标签，到外面的世界去。

社会忽视更年期和绝经后的女性，这是会付出代价的。我们是英姿飒爽、有趣、性感、智慧的女性，我们哪里也不去。

我们必须重新定义"变化"，让人们完全改变想法。更年期不是关于衰老和减速，而是指进入人生的下一个阶段，我们可以大胆尝试，做自己想做的事情。

为何我们都需要更像戈尔迪

我真的可以在社交媒体上浪费几个小时，我的最爱之一是戈尔迪·霍恩（Goldie Hawn）的 Instagram 账号。

戈尔迪让我想尖叫。有一段精彩的视频，她像个疯子那样在蹦床上跳来跳去——假如你没看过，现在就去看。光是看着她，我都觉得气喘吁吁。

是她不可思议的活力让我爱她。她已经70多岁了，看起来很迷人，做她想做的事，说她想说的话，并不理会别人怎么想。

我们都需要更像戈尔迪。我们需要来自年长10岁、20岁、30岁的女性的鼓舞，她们会告诉我们一切都会好起来的。中年并不意味着要把自己封闭起来，表现得像个中年人，而是要抛开束缚。并且不要忘记，女士们，你们也比其他女性年长10岁、20岁、30岁，要靠你们去鼓舞她们。让她们看到一切都会好起来。

那些战胜更年期的女士

浏览社交媒体时，你很快会发现有很多女性在经历相同的事情。也有很多女性向我讲述了她们的故事。这些女性都很聪明，帮助开启了话题。

"我向其他人分享了我的更年期之旅，并不为此感到尴尬或羞耻。"——林子

林子 47 岁，处于围绝经期。在封闭期间，她的一位手足自杀离世，她还要抚养 4 岁的双胞胎，以及治疗自己的慢性病。

更年期是一种巨大的不便。事实上，我正在学着与它共存，而非对抗它。达维娜的健康帖子鼓励我照顾好自己的身体，而我之前只关心我的精神、大脑健康。

我知道了"教育自己，与他人分享更年期之旅，并不为此感到尴尬或羞耻"的重要性。

我有很多朋友才 30 多岁，我想成为她们的榜样，让她们知道没什么好害怕的。

我从来不是一个爱运动的人，但现在我在坦布里奇韦尔斯（Tunbridge Wells）的当地社区成立了一个跑步俱乐部，开始每天骑我的 Peloton 自行车，也增加了每天在户外的活动时间，最大限度地获取生素 D。我还改变了自己的饮食习惯，更侧重于"有生命的"食物，更少摄入酒精。结果产生了很大的不同。我要么自怨自艾，要么站起来，作为一名女性主宰自己的生活——我肯定会选择后者。

我很幸运自己能经历这些，并因此变强。

嘿，林子——什么？你在坦布里奇韦尔斯建立了一个跑步俱乐部？在哪里？我想去！

"我又找回了自己。"——阿黛尔

阿黛尔是两家公司的所有者兼CEO，她雇用了四十多名职员，总营业额达到三百万英镑。正如她自己形容的，她是一位忙碌的女性。

从42岁开始，一切变得不对劲了——月经量非常多、记忆出现问题、月经前还会有肠道问题。我的情绪每天都在变化。

看了全科医生后，我被告知患有肠易激综合征或者抑郁症。医生一次也没有提起过更年期。我20世纪70年代在天主教学校接受的教育意味着，女性生理知识会在课上匆忙带过。而我也从未想过它们之间的联系，我仍然认为自己太年轻了，不可能绝经。

46岁时，我仍有同样的症状，并且皮肤也开始发痒。我经常胃胀，记忆力和语言能力变得很差，我的健康受到了影响，焦虑程度飙升。

我开始用谷歌搜索自我诊断，甚至开始计划自己的葬礼，坚信自己得了癌症。我的全科医生一直让我验血，让我做肠道和大脑的扫描，但从来没有测过我的激素水平。我必须一边忍受这些症状，一边经营两家公司，应付一个状况不断、要求渐多的青少年和家里的杂事。

当我问全科医生这是不是更年期时，他简单地问我是否还有月经。既然还有月经，按照他的观点，就不是绝经。2019年，朋友建议我去看一位妇科医生。她给了我医生的详细信息，然后——嘭——一次扫描完全排除了其他所有情况，是的，我处于围绝经期。很快，医生给了我HRT贴片和孕酮药片。三个月不到，我又找回了自己。我又能清晰、凝练地沟通了，我又能站在公众场合讲话了，我的自信心又回来了。

阿黛尔让我们看到谷歌搜索不是一个好办法！我很抱歉，更年期没有在你身上更早地被识别出来，但我很高兴你又以老板的样子回归了。

"我下定决心，我们将成为 #让更年期变得重要（#Make Menopause Matter）的一代人。"
——黛安

黛安·丹策布林克（Diane Danzebrink）是一位个人治疗师，也是更年期领域的幸福咨询专家。她成立了英国"更年期支持组织"（Menopause Support），并组织了 #让更年期变得重要（#Make Menopause Matter）的活动。

黛安是一位不可思议的女性，一个鼓舞人心的人。我希望你们能完整地阅读她的故事，这是她本人叙述的。

几年前，我还从来没有想过更年期这件事。而如今，我的吃、喝、睡，几乎都与更年期相关。

2012 年，我做了全子宫切除手术，移除了我的两个卵巢、子宫和宫颈，因为我被怀疑患有卵巢癌。当有人告诉你，他们认为你得了卵巢癌时，你希望当场就做手术。等待入院是我人生中最漫长的日子。

手术后，妇科医生解释说，手术比预期的要更长、更复杂，因为她发现了严重的子宫内膜异位症和子宫腺肌症。这就解释了我多年来经历的所有流血量大、痛苦的月经、骨盆痛和腰痛。不幸的是，我的膀胱在手术中损坏了，所以腿上挂了一个引人注目的尿袋，谢天谢地，这是临时的。好消息是，医生默默地肯定我的手术已经彻底完成了，用她的话来说，"非常及时"。几周后实验室的结果证实了她是对的，我松了一口气。

关于手术绝经的潜在影响、潜在症状以及处理方式，我在手术前没有得到任何建议。离开医院时，他们只是让我在感觉还可以的时候，和全科医生预约一次门诊。听说没有妇科医生的随访，我很惊讶。

很多年以前，我的母亲在卵巢癌手术后接受了 HRT。当我发现它是从怀孕母马的尿中提炼出来的时候，我非常惊恐，当场决定自己不会采用 HRT。关于 HRT 和乳腺癌的可怕故事没有改变我的想法。我不知道在手术绝经后，补充激素是多么重要，也没有人向我解释，但我马上就会知道了。

手术后几个月，情况迅速恶化：我的身体还能正常工作，但我的精神摇摇欲坠。我越来越焦虑，失去了自信。我开始经历惊恐发作，大多数夜晚我都睁眼躺着睡不着。有时，恐惧和焦虑袭来，让我不得不推醒丈夫来安慰我——这不是他想要的，因为随着我的精神健康状况恶化，他不得不承担所有的责任。

当我失去自信、注意力和专注力时，工作变成了完全不可能的任务。我越来越少出门，也不愿意见朋友、接电话或打开邮箱，我相信那里只有坏消息。每一天都比前一天要灰暗，熬过去就像是努力蹚过及胸高的糖浆。我变得越来越没有安全感和不可理喻，但仍拒绝看医生，因为我觉得自己要疯了。我确信，以后唯一的活路就是终身服用抗抑郁药，或者住进精神病医院。最后，我的丈夫不得不在外出工作时让我妈妈过来陪我，因为他太担心我的精神状态了。

我可怜的妈妈白天照顾我，晚上还常常被我吵醒，因为我会慢慢地沿着楼梯口走，爬到她的床上，像个孩子一样呜咽，希望不要吵醒我可怜的疲惫的丈夫。未来看上去一片黯淡。我觉得自己一无是处、没有希望、没有价值，我不知道真正的我消失在了哪里，我失去了我的快乐。我觉得伤心、害怕和迷茫，我变得面目全非。更糟糕的是，我一直是给予其他人支持和建议的人。我是那个坚强、理智、头脑清醒的朋友，总能被依赖、说出理性的话，总能找到任何问题的答案。她到底去哪儿了？

有一天上午，我差点儿自杀了。我记得我当时在想，我已经成为我所爱的人的负担，假如我不在的话，一切会更好。我清晰地记得我想开着我的车撞向那辆卡车，假如我的杰克罗素梗亨利没有及时吠叫，把我拉回现实的话，我就不会出现在这里了。想到我差一点儿就做的事情，我开始啜泣并剧烈地颤抖。我不知道自己怎么开车回家的，也不记得那一天发生的别的事情，除了告诉丈夫我差点儿就干了什么。

我丈夫马上联系了全科医生。几个小时后，我坐在医生对面哭泣着详细诉说了前几个月发生的点点滴滴。医生解释说，我在经历严重的更年期症状，摘除卵巢导致雌激素急剧减少。她接着告诉我，类似人体成分的HRT的好处和缺点，以及它与我妈妈之前使用的HRT有何不同。她向我保证，这就是我所需要的。她给我开的一周两次、贴在腿上的方形贴剂，在几天内便让一切变得不同。这个世界不再黑暗、可怕。但不久之后，解脱变成了愤怒。

回头看看我差点要做的事，我想知道有多少女性在更年期到来并威胁毁掉她们的生活之前，因为缺乏正确的信息和支持而有过同样的感受。记得我曾经告诉丈夫，有一半人将要经历更年期却没有人了解它，这太荒唐了。我保证假如我能重新找回自己，我一定要做点什么来改变更年期未来的样貌。

我大概花了两年时间才重新找回自己。我最后自费找了一家私人更年期机构的专家，才获得了适合我的、有正确的组合、种类和剂量的 HRT。这种就诊服务必须用信用卡支付，虽然我一点儿也不后悔，但令我愤怒的是，如此多女性被迫自费获得更年期治疗，而不是从 NHS 中获得所需的帮助和支持。数百万女性从未考虑过私人诊所的更年期治疗，不是说她们应该考虑，但如此多的人在沉默中忍受痛苦，这是一种耻辱。

当我觉得自己变得更强大时，我开始考虑我能为未来的人真正做些什么。很多年以前，我学的是咨询，但选择了一条截然不同的职业道路。我决定回去学习咨询、指导，并参加了更年期专业护士培训。在学习的同时，我建了"更年期支持组织"，这是一家社区利益公司，提供教育、咨询、建议、支持和很多免费信息。

完成学习后，我决定专门为更年期妇女提供咨询，希望帮助那些迫切需要帮助的女性。我也开始受到媒体的邀请，谈一谈女性在获得正确的帮助和支持方面所面临的障碍，以及更年期对心理健康、人际关系和职业的广泛影响。之后，我的收件箱里总是塞满了女士们的邮件，她们分享着未被诊断和未经治疗的更年期症状是如何影响她们的生活的心碎经历。完全陌生的人为了获得她们迫切需要的帮助而分享生活中的私密细节，这让我感动惶恐。

生活发生了不经意的转变，但我很高兴能提高大家的更年期意识。2017 年的一个早晨，我从 BBC 走出来时，电话响了。接起电话，另一头是议员卡洛琳·哈里斯，她邀请我去威斯敏斯特帮助她提高议会的认识。尽管我向女性个体提供过帮助，做过公众演讲，也与议会合作过，但感觉自己仍然是在浅尝辄止，所以我决定做一个全国性的活动。2018 年 10 月，在卡洛琳的帮助下，我在威斯敏斯特组织了全国性的 # 让更年期变得重要（#Make Menopause Matter）的活动。

活动目的是：

→ 确保所有的医生和医科生得到必需的更年期培训。

→ 每个工作场所都有更年期指导和支持。

→ 将更年期纳入学校新的关系与性教育（Relationship and Sex Education，简称 RSE）教材中。

我很高兴地说，成千上万的人签署了请愿书。仅仅九个月后，在议员蕾切尔·麦克莱恩的帮助下，我们实现了将更年期纳入英国学校教材中的目标，这实在是太棒了。然而，还有很多工作要做。

更年期不仅是一个女性问题，它还是一个人权问题。虽然被直接影响的大部分是女性，但它也会直接影响跨性别者和非二元性别者。假如你认识或深爱着一位经历更年期的人——伴侣、家人、朋友和同事，它也会间接影响你。

在更年期教育和应有的信息之间，存在着巨大的鸿沟。应该让我们的健康专家、商业领袖和公众把更年期教育和意识作为优先事项，从而避免亲密关系和家庭的破裂，避免健康服务和产业的大量开销，但最重要的是，为了每个人短期和长期的健康与幸福。

2015 年，当我决定开始增强公众意识时，我处于非常孤单的境地，因为几乎没有人愿意说"更年期"这个词。我很高兴地看到，事情在过去几年中发生了变化，很多人提高了呼吁变化的声量。我们无疑正朝着正确的方向行进，我下定决心，我们将成为 # 让更年期变得重要（#Make Menopause Matter）的一代人。

非常感谢，黛安。我真的很想把你的故事收入书中。好好干！击掌！

传 递 更 年 期 信 息

2021 年 10 月 28 日的早晨，灰暗、潮湿、下着蒙蒙细雨，似乎永远不会停。

我裹着一件温暖的大外套，在查令十字火车站下车，独自穿过伦敦潮湿的街道。当我到达议会广场——多年来无数游行、抗议、集会发生的地点——时，太阳穿破云层，我的脸上露出了最灿烂的笑容。

太棒了！我想。为什么呢？因为在议会大楼对面的草地上，有一群妇女聚集在一起，面对英国政府核心，为争取更好的更年期护理而斗争。

我们去那里是为了支持工党议员卡洛琳·哈里斯的提议：在英国取消 HRT 收费。我们挥舞着标语牌，穿着 T 恤，大声呐喊，拒绝沉默。这么多勇敢、聪明、鼓舞人心、杰出的女性，都有自己的故事要诉说。

最后，政府没有完全同意我们的要求，但承诺女性一年只需要支付一次 HRT 的费用。

这是卡洛琳取得的惊人成果。与她以及其他更年期勇士，如黛安·丹策布林克、玛丽拉·弗洛斯（Mariella Frostup）、佩妮·兰卡斯特（Penny Lancaster）、山姆·埃文斯（Sam Evans）和凯伦·亚瑟站在一起是一种非同寻常的感受。

我哭了。我甚至不知道自己为什么哭，但这是一个难以置信的感人时刻，看见所有女性聚在一起支持另一个女性卡洛琳，她在众议院拥有席位，可以真正地改变女性的命运。这不仅是为了我们，也是为了未来的几代人。这非常感人。但我想那天最重大的意义是，它无关政治、无关选票，但它事关女性、事关变革。女人、男人、政治家、游行者以及来自各行各业的人士为了同一个目标而团结在一起。

"这件事伟大的一点是，它无关政治，这是一个女性事件。今天，大家聚在一起让它成真，"我通过扩音器喊道，"这不仅仅为了更年期女性，也为了我们的女儿们……为了我们没有得到任何支持的祖母们。"

于我个人而言，这真是一个令人难以置信的时刻。似乎事情在往好的方向发展。更年期初期的挣扎，说出心声的决定，利用我的平台让其他人不再孤单的做法，对我的纪录片的惊人反馈，在社交媒体上回答问题的漫漫长夜，向曾和我一样迷茫的女性提供建议和线上拥抱——在议会大厦门外的那一天让我觉得事情在变化。

我知道，我并非第一个为更年期摇旗呐喊的人。有很多更年期勇士，她们胸中燃着一团火。围绝经期和绝经的女性需要重塑形象，我们是有趣的、自信的、经验丰富的、自由的、厉害的。我之前从未预料过自己会成为这样的女性：拿着扩音器，在议会大厦外面喊话。

假如我能做到，那你也可以。我们需要你，因为我们才刚刚开始。你无须站在英国政府外面挥舞标语才能成为更年期勇士——尽管我推荐这个做法，因为它很有趣。我们都可以成为推动改变的一部分，用我们自己的方式。

我们都需要在家里、在工作中、在同伴之间或在遛狗时传递更年期信息——以下是具体做法。

没有羞耻，没有耻辱，还记得吗？

诚实

诚实、开放的对话是核心：和朋友聊一聊，和家人聊一聊，和同事、和你自己聊一聊。

读了这本书后，我有一个希望是，最终把"坚持下去""表现出勇敢的样子""和它相处下去"扔进垃圾桶，它们属于那里。你知道，你无须努力挣扎或坚持忍受。从这本书的故事中，甚至从你的个人经验里，你会知道这多么具有破坏性。假如你在挣扎，请大声说出来，或寻求帮助。看医生，或和朋友交谈。因为，你会得到帮助。

成为一名"大使"

使用你从本书中获得的知识，谈论、谈论、谈论，尽情谈论它。

和你的朋友、家人、同事分享这本书。你无须经历过更年期。你甚至无须是一位女性。

使用这些信息，在职场寻求正当的帮助。假如你是一位老板，那你还在等什么？

成为盟友

部队里的口头禅是什么？没有一个人会被落下。那么，我们希望没有一个人被落下。

这也许是一种未说出口的预感，在与同伴会面时，感到有什么不对劲。也许是你在社交媒体上，看到有人正过得艰难。伸出手，给她们鼓励的话语、一些支持和一双懂得倾听的耳朵。

与工作中看起来也许有症状的人聊一聊，对她们说："嘿，你想过可能是这个吗？"

记得在本书前言中我说过的和表妹之间的电话吗？当时我不知道自己是怎么了。那通电话改变了我，引发了一连串连锁反应，最终帮助我确诊，得到了合适的治疗，把我的生活和幸福还给了我。

我们需要继续对话，但我们也需要继续倾听。

大声说

你现在掌握了所有的事实，假如你还听到一些错误的信息在传播，挑战它们，澄清真相。提供有理有据的观点，向人们提供事实、统计数据和信息，让他们自己做出明智的决定。

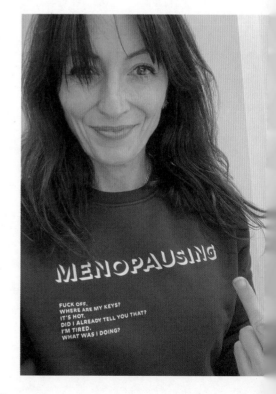

最重要的是，要骄傲！

你是一名厉害的女性。

我们都是厉害的女性。

去你的，更年期！

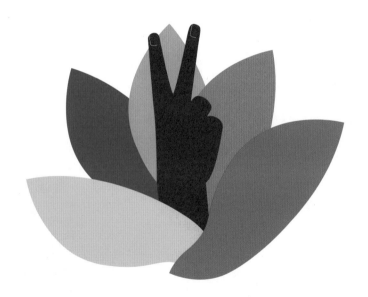

我们不会默默忍受。

索 引

致 谢

达维娜

天哪，我该从何说起？

很多女人和男人都是我更年期之旅的一部分。首先，我想要感谢所有的更年期勇士。你们不知疲倦地在社交媒体上发博客、短视频、推特……通过各种方式试着帮助女性度过中年和第二春。你们给予了我巨大的安慰，我爱夜晚和你们一起发推特的每一分钟，所以谢谢你们。你们知道我所说的是谁。

我想特别感谢凯特·基奥（Kat Keogh），为我统筹安排，帮助我集中精力（一个很棘手的任务），她了解所有更年期知识。HQ 出版社公司，感谢你的存在。还有丽萨·米尔顿（Lisa Milton），你让一切成为可能。我从心底感谢你。感谢我杰出的设计师、造型师和摄影师马克·海曼（Mark Hayman）。

感谢来自 HQ 的路易斯·麦基弗（Louise McKeever）。天哪！！！谢谢你的耐心，谢谢你"懂得"我。你真的真的很棒。感谢阿曼达·哈里斯（Amanda Harris）。你知道我有多爱你。没有你，我无法做到这一切。

致敬艾米莉（Emily）和茉莉（Molly），我的经纪人和朋友。我很感恩你俩出现在我的生命中。乔治·怀特（George White），假如你不帮我宣传的话没人知道什么是更年期。谢谢你，把我推向 Tik Tok……

非常感谢娜奥米·波特医生。我通过 Instagram 爱上了娜奥米医生。她在传递信息方面很有说服力，非常注意让自己传递的信息易于理解和消化。她做了很大的努力，把信息传递给我们所有人。我对你深表敬意和钦佩。

由衷感谢所有女性，给我们发来她们时而令人心碎、时而让人振奋的更年期故事。你的故事能够帮助其他女性不再感到孤独。正如我们所知道的，这可能是一段非常孤独、孤立的时期。

非常感谢其他做出贡献的人。卡洛琳·海伦斯（HQ 公司的杰出成员）、谢丽尔·菲尔普斯–卡迪纳（爱你）以及迈克尔·道格拉斯，他值得特别提及。迈克尔，感谢你如此智慧。你是我的参谋，我非常珍惜你、尊重你。

最后，感谢霍利（Holly）、蒂莉（Tilly）和切斯特（Chester）。对不起，妈妈曾是疯子。

娜奥米医生

感谢迈克（Mike）、我的父母、卡罗尔（Carol）和罗恩（Ron）。感谢雅各布（Jacob）、本（Ben）、奥利（Ollie）、罗西（Rosie）和伊丝拉（Isla）一直陪伴着我。感谢凯特·莱瑟比（Kate Lethaby）医生和艾莉森·麦克白（Alison Macbeth）医生最后迅速和彻底的审稿，非常感谢。当然，最后我要感谢达维娜无尽的激情和热情，没有她，就不会有这本书，很多女性仍会在沉默中忍受。

参 考 资 料

1. O.P. Cumming et al. (2015), 'The need to do better - are we still letting our patients down and at what cost?' Post Reproductive Health, 21(2), pp.56-62, doi:10.1177/2053369115586122

2. Yu Jin Kim & Maira Soto et al. (2022) 'Association between menopausa l hormone therapy and risk of neurodegenerative diseases' Center for Innovation in Brain Science, University of Arizona, Tucson

3. Bowring CE, Francis RM. Roya l Osteoporosis Society's Position Statement on hormone replacement therapy in the prevention and treatment of osteoporosis. Menopause International 2011;17:63_65.

4. British Heart Foundation (2022), 'UK Factsheet', https:j/www.bhf.org.uk/-/media/files/research/ heart-statistics/ bhf-cvd-statistics---uk-factsheet.pdf

5. Alzheimer's Society (2018), 'Why is dementia different for women?' , www.alzheimers.org.uk/ blog/why-dementiadifferent-women

6. R. Bansal, N. Aggarwal (2019), 'Menopausal hot flashes: a concise review', Journal of Mid-Life Health, 10 (1), pp.6-13, doi.org/10.4103f.imhJMH_7 _ 19

7. Arun S. Karlamangla et al. (2017), 'Evidence for cognitive aging in midlife women: study of women's health across the nation, PLoS One, 12(1), doi.org/10.1371/journal.pone.0169008 PMCID: PMC5207430

8. M. Magliano (2010). 'Menopausal arthralgia: Factor fiction', Maturitas, 67(1) pp. 29-33, doi.org/10.1016/j. maturitas.2010.04.009

9. NHS.uk (2021), 'How should I check my breasts?', www.nhs.uk/common-health-questions/womens-health/ how-should-i-check-my-breasts/

10. American Academy of Dermatology Association (2021), 'Caring for your skin in menopause', www.aad.org/public/everyday-care/skin-care-secrets/anti-aging/skin-care-during-menopause

11. The Daisy Network (2021), 'What is POI?', www.daisynetwork.org/about-poifwhat-is-poi

12. L.M. Nelson, (2009), 'Clinical practice. primary ovarian insufficiency, New England journal of Medicine, 360(6), pp.606-14, doi.org/10.1056/NEJMcp0808697

13. G.P Cumming, et al. (2015) 'The need to do better - Are we still letting our patients down and at what cost?', Post Reproductive Health, 21 (2), pp. 56-62. Doi.org/10.1177/2053369115586122

14. British Menopause Society (2022), 'Testosterone replacement in menopause' https:f/thebms.org.uk/ publications/tools-for-clinicians/testosterone-replacement-in-menopause/

15. Recycle Now, 'What to do with Medicines', www.recyclenow.com/what-to-do-with/medicines-O

16. Australasian Menopause Society (2018), 'Osteoporosis', www.menopause.org.aujhpjinformation-sheets/osteoporosis

17. National Institute for Health and Care Excellence (2015), 'Menopause: Diagnosis and Management', www.nice.org. uk/guidance/ng23

18. British Heart Foundation, 'Women and heart attacks', www.bhf.org.uk/informationsupport/conditions/ heart-attack/women-and-heart-attacks

19. MA Denke (1995) 'Effects of continuous combined hormone-replacement therapy on lipid levels in hypercholesterolemic postmenopausal women' .

20. Espeland MA, Hogan PE, Fineberg SE, Howard G, Schrott H, Waclawiw MA, Bush TL (1998). 'Effect of postmenopausal hormone therapy on glucose and insulin concentrations'. PEPI Investigators, Diabetes Care

21. Sator et al. (2001) 'The influence of hormone replacement therapy on skin ageing.' University of Vienna, Austria.

22. Phillips et al. (2001) 'Hormonal effects on skin aging'. Clinics in Geriatric Medicine.

23. Brincat et al. (1987) 'Skin collagen changes in post-menopausal women receiving different regimens of estrogen therapy.' Obstetrics & Gynecology

24. Y. Vinogradova et al. (2021),' Use of menopausal hormone therapy and risk of dementia: nested case-control studies using QResearch and CPRD databases', British Medical journal, doi.org/10.1136/bmj.n2182

25. Yu Jin Kim & Maira Soto et al. (2022) 'Association between menopausal hormone therapy and risk of neurodegenerative diseases' Center for Innovation in Brain Science, University of Arizona, Tucson.

26. G.P Cumming, et al. (2015) 'The need to do better - Are we still letting our patients down and at what cost?', Post Reproductive Health, 21 (2), pp. 56-62. Doi.org/10.1177/2053369115586122

27. 27.L.S. Velentzis, E. Banks, F. Sitas, U. Salagame, E.H. Tan, K. Canfell (2016), 'Use of menopa usa l hormone therapy and bioidentical hormone therapy in Australian women 50 to 69 years of age: results from a national, cross-sectional study, PLoS One, doi.org/10.1371/journal.pone.0146494

28. Women's Health Initiative (2019), 'Hormone the rapy trials', www.whi.org/a bout/SitePages/HT.aspx

29. Women's Health Concern (2020). 'HRT: the history' www.womens-health-concern.org/help-and-advice/ factsheets/hrt-the -history/

30. Women's Health Concern (2019), 'Breast cancer risk factors' , www.womens-health-concern.org/ help-and - advice/factsheets/breast-cancer-risk-factors/

31. NICE (2015), 'Menopause: diagnosis and management', www.nice.org.uk/guidance/ng23

32. L. Gallicchio, et al. (2006), 'Cigarette smoking, estrogen levels, and hot flashes in midlife women', Maturitas, 53 (2) pp.133-43, doi.org/10.1016/j.maturitas.2005.03.007

33. Cancer Research UK (2020), 'Tests on Your Breast Cancer Cells', https:f/www.cancerresearchuk.org/about-cancer/breast-cancer/getting-diagnosed/testsdiagnose/hormone-receptor-testing -breast-cancer

34. K.A Edey, et al. (2018), 'Hormone replacement therapy for women previously treated for endometrial cancer', The Cochrane Database of Systematic Reviews, 5 (5), doi.org/10.1002/14651858.CD008830.pub3

35. Menopause Support (2021), 'Menopause support survey reveals shocking disparity in menopause training in medical schools', www.menopausesupport.co.ukf?p=14434

36. Newson Health and Education (2021), 'Delayed diagnosis and treatment of menopause is wasting NHS appointments and resources', www.balance-menopause.com/news/delayed-diagnosis-and-treatment-ofmenopause-is-wasting -nhs-appointments-and-resources/

37. Office for National Statistics (2021), Suicides in England and Wales: 2020 registrations', www.ons.gov.uk/ peoplepopulationandcommunity/birthsdeathsandmarriages/deaths/bulletins/suicidesintheunitedkingdom/2020registrations

38. NICE (2015), 'Menopause: diagnosis and management', www.nice.org.uk/guidance/ng23

39. American Addiction Centers Drugabuse.com (2021), 'Valium history and statistics', www.drugabuse.com/ benzodiazepines/valium/history-and-statistics

40. C. Wong et al. (2018), 'Mindfulness-Based Stress Reduction (MBSR) or psychoeducation

for the reduction of menopausal symptoms: a randomized, controlled clinical trial', Scientific Reports, 8(1), doi.org/10.1038/ s41598-018-24945-4

41. Women's Health Concern (2020). 'Vaginal dryness', www.womens-health-conce rn .org/ he lp-and-advice/ factsheets/vaginal-dryness/

42. D. El-Hamamsy et al. (2021), 'Public understanding of female genital anatomy and pelvic organ prolapse (POP); a questionnaire-based pilot study', International Urogynecology Journal, Doi.org/10.1007 / s00192-021-04727-9.

43. N. Potter, N. Pa nay (2021) 'Vaginal lubricants and moisturizers: a review into use, efficacy, and safety', Climacteric, Doi: 10.1080/13697137.2020.1820478.

44. NHS England 'Excellence in Continence Care' (2018) https://www.england.nhs.uk/ wp-content/ uploads/2018/ 07/ excellence-in-continence-ca re. pdf

45. G.P Cumming, H.D Currie, R Moncur, AJ Lee (2009), 'Web-based survey on the effect of menopause on women's libido in a computer-lite rate population', Menopause International, 15(1), pp.8-12]

46. www.news-medical.net/health/Menopause-and-the-Workplace.aspx (29.04.2022)

47. Women and Equalities Committee Commons Select Committee, 'Women Menopause and the workplace Inquiry' https://committees. parliament.uk/work/1416/menopause-and-the-workplace/

48. Balance (2021), 'Menopause symptoms are killing women's careers, major survey reveals', https://www. balance-menopause. com/news/menopause-symptoms-are-killing-womens-careers-major-survey-reveals/

49. British Menopause Society, 'Find your nearest BMS menopause specialist', www.thebms. org.uk/find-amenopause-specialist/?fbclid=1 wAR3erCKWfLl8m-tX3BitMsCP4pbZpUyc2n-qvZDo9w6Mf1VgWMH8vlxoCnE

50. World Health Organization (2021), 'Breast Cancer', https://www.who.int/news-room/ fact-sheets/detail/ breast-cancer

51. Abenhaim et al. (2022), 'Menopausal Hormone Therapy Formulation and Breast Cancer Risk', American College of Obstetricians and Gynecologists

52. Cancer Research UK (2020), 'Tests on Your Breast Cancer Cells', https:f/www. cancerresearchuk.org/aboutcancer/breast-cancer/getting-diagnosed/tests-diagnose/ hormone-receptor-testing-breast-c

53. British Menopause Society 'Prescribable alternatives to HRT', https:j/thebms.org.uk/ wp-content/ uploads/2018/ 03/Prescribable-alternatives-to-HRT-01EE.pdf

54. R.A. Leon-Ferre, P J. Novotny, E.G Wolfe, et al, (2019), 'Oxybutynin vs placebo for hot fl ashes in women wit h or without breast cancer'

55. British Menopause Society (2020), 'New non-hormonal treatment for hot flu shes', https:// thebms.org. uk/2020/ 07 / new-non-hormonal-treatment-for-hot-flushes/

56. Nonhormonal management of menopause-associated vasomotor symptoms: 2015 position statement of The North American Menopause Society', Menopause.

57. D.S Oliveira, H. Hachul, H, V. Goto, S. Tufik, L.R Bittencourt (2012), 'Effect of therapeutic massage on insomnia and climacteric symptoms in postmenopausal women', Climacteric: the journal of the International Menopause Society.

58. Z. Abedian, et al. (2015), The Effect of acupressure on sleep quality in menopausal women: a randomized control trial', Iranian Journal of Medical Sciences.

59. K.T Zondervan et al. (2020), 'Endometriosis', The New England Journal of Medicine.

60. M. Steine r (2000), 'Premenstrual syndrome and premenstrual dysphoric disorde r: guidelines for management', Journal of Psychiatry and Neuroscience.

61. NHS.uk (2019) 'Overview: cancer', https://

www.nhs.uk/conditions/cancer/

62. P.A.W Rogers, et al. (2009). 'Priorities for endometriosis research: recommendations from an international consensus workshop', Reproductive Sciences, 16 (4), pp. 335-46. Doi. org/10.1177/1933719108330568

63. LJ. Baker, P.M.S O'Brien, (2012), 'Premenstrual syndrome (PMS): a peri-menopausal perspective', Maturitas, 72 (2), pp. 121-5, doi.org/10.1016/j.maturitas.2012.03.007

64. H. Hamoda, N. Pa nay, H. Pedder, R. Arya R, M. Savvas, (2020) 'The British Menopause Society and Women's Health Concern 2020 recommendations on hormone replacement therapy in menopausal women, Post Reproductive Health, 26(4), pp.181-209. Doi. org//10.1177/2053369120957514

65. British Thyroid Foundation (2021), 'Thyroid and menopause', www.btf-thyroid.org/thyroid-and-menopause

66. National AIDS Trust (2021), 'HIV in the UK statistics', www.nat.org.uk/a bout-hiv/hiv-statistics

67. H. Okhai et al. (2021), 'Me nopausal status, age and manageme nt among wome n living with HIV in the UK', HIV Medicine, 22(9), pp. 834-42. Doi.org/10.1111/hiv.13138

68. Terrence Higgins Trust (2021), 'Osteoporosis', www.tht.org.uk/ hiv-and-sexual-health/living-hivlong-term/ oste oporosis

69. NHS.uk (2019), 'Benefits of exercise', https:f/www.nhs.uk/live-wellfexercise/exercise-health-benefits/

70. NHS.uk (2019), 'Osteoporosis: prevention', https:j/www.nhs.uk/conditions/osteoporosis/prevention/

71. NHS.uk (2019), 'Benefits of exercise', https:f/www.nhs.uk/live-well/exercise/exercise-health-benefits/

72. British Heart Foundation, 'Physical Inactivity', https://www.bhf.org.uk/informationsupport/risk-factors/ physical-inactivity

73. NHS.uk (2019), 'Benefits of exercise', https:f/www.nhs.uk/live-wellfexercise/exercise-health-benefits/

74. B.A. Dolezal et al. (2017), 'Interrelationship between Sleep and Exercise: A Systematic Review', Advances in Preventive Medicine, doi.org/10.1155/2017/1364387

75. NHS.uk (2021), 'Physical activity guidelines for adults aged 19 to 64', https:f/www.nhs.uk/live-wellfexercise/ exercise-guidelines/physical-activity-guidelines-for-adults-aged-19-to-64/

76. B. Knechtle eta I. (2020) 'Cold water swimming-benefits and risks: a narrative review', International Journal of Environmental Research and Public Health, doi.org/10.3390/ijerph17238984

77. NHS.uk (2021), 'Vitamins and minerals: calcium', https://www.nhs.uk/ conditions/vitamins-and-minerals/ calcium/

78. NHS.uk (2021), 'Vitamins and minerals: vitamin D', https://www.nhs.uk/ conditions/vitamins-and-minerals/ vitamin-d/

79. NHS.uk (2021) : Vitamins and minerals: others', https://www.nhs.uk/ conditions/vitamins-and-minerals/ others/

80. The Kings Fund (2021), 'What is happening to life expectancy in England?' https://www.kingsfund.org.uk/ publications/whats-happening-life-expect ancy-england

出 版 后 记

为确保本书医学内容的正确性,我们特别邀请了医学博士徐蕴芸女士担任本书审校专家。

书中提到的 HRT（激素替代疗法）在我国的正式名称是 MHT（绝经激素治疗）。

MHT 已被《中国绝经管理与绝经激素治疗指南 2023 版》认证为"唯一能够一揽子解决由于绝经后雌激素缺乏所带来的各种相关问题的方案"。经过国内外近几十年来不断研讨和实践后，MHT 已日趋成熟。在医生指导下应用 MHT 既可以缓解绝经相关症状，也能在一定程度上延缓或避免中老年慢性代谢性疾病的发生，改善和提高中老年女性的生命质量。

本书为英国引进版权书籍，为保证内容与原版书一致，本书仍采用 HRT 这一名称，书中的医疗建议均基于英国医疗体系。在我国运用时要考虑到价值观的差异、个人健康条件和就医条件的局限，遵医嘱使用。

希望本书可以起到抛砖引玉的作用，让更多人关注女性健康福祉，让女性可以追求更好的未来。

未读 · 文艺生活工作室

拥抱新的你：
你需要了解的更年期的一切

[英]达维娜·麦考尔 [英]娜奥米·波特 著
山山 译

图书在版编目（CIP）数据

拥抱新的你：你需要了解的更年期的一切 /（英）
达维娜·麦考尔，（英）娜奥米·波特著；山山译.
北京：北京联合出版公司, 2025.2. -- ISBN 978-7
-5596-8123-2

Ⅰ. R711.75-49

中国国家版本馆 CIP 数据核字第 2024UG6508 号

MENOPAUSING

By Davina McCall
Dr Naomi Potter

Originally published in the English language by HarperCollins
Publishers Ltd. under the title MENOPAUSING: THE POSITIVE
ROADMAP TO YOUR SECOND SPRING
Davina McCall © 2022
Simplified Chinese Translation © 2025 by United Sky (Beijing)
New Media Co., Ltd., translated under licence from HarperCollins
Publishers Ltd.
Davina McCall asserts the moral right to be acknowledged as the
author of this work.
All rights reserved.

北京市版权局著作权合同登记号 图字：01-2024-6430 号

出 品 人	赵红仕	
选题策划	联合天际·文艺生活工作室	
责任编辑	杨青	
特约编辑	邵嘉瑜	
美术编辑	梁健平	
封面设计	任凌云	

出　　版　北京联合出版公司
　　　　　北京市西城区德外街 83 号楼 9 层 100088
发　　行　未读（天津）文化传媒有限公司
印　　刷　北京雅图新世纪印刷科技有限公司
经　　销　新华书店
字　　数　162 千字
开　　本　170 毫米 ×230 毫米　1/16　19.5 印张
版　　次　2025 年 2 月第 1 版　2025 年 2 月第 1 次印刷
Ｉ Ｓ Ｂ Ｎ　978-7-5596-8123-2
定　　价　98.00 元

关注未读好书

客服咨询